海外館藏中醫古籍珍善本輯存（第一編）

第十二册

劉金柱　羅　彬　主編

醫籍考（三）

廣陵書社

醫經醫理類

醫籍考（三）

卷二十一—三十一

〔日〕丹波元胤 編寫

醫籍考卷二十一

東都　丹波元胤紹翁　編

明堂經脈一

神農明堂圖

隋志一卷

佚

神農皇帝真傳鍼灸圖

一卷

存

按是書每圖隨病候而設焉附以人神及尻神逐歲所

在雷火鍼法樂方數道，蓋其依託成于明人之手者也。

黃帝鍼灸經

隋志十二卷

佚

黃帝流注脉經

隋志一卷

佚

黃帝明堂偃側人圖 新唐志依曹氏黃帝十二經明堂偃側人圖。

隋志十二卷

佚

黃帝鍼灸蝦蟇忌

隋志一卷

存

按太醫和氣氏延世所傳有黃帝蝦蟇經軸子一卷蓋此書也首舉蝦兔圖隨月生毀日月蝕避灸判法（書中蝕刺字俱訛作無判）次載灸刺避忌法八門其事雖似渺茫非後人可為假託者也考日中有烏月中有蝦兔其說來尚矣史龜策傳曰日為德而君於天下辱於三足之烏月為刑而相佐見食於蝦蟇淮南子精神訓曰日中有踆烏而月中有蟾蜍說林訓曰月照天下蝕於詹諸烏力

勝日而服於雛禮論衡順鼓篇曰月中之獸兔蟾蜍也其類在地螺與蚄也參同契曰蟾蜍與兔魄日月氣雙明蟾蜍視卦節兔魄吐生光李善文選謝莊月賦註曰張衡靈憲云月者陰精之宗積成為獸象兔形春秋元命苞云月之為言闕也兩說蟾蠩與兔者陰陽雙居明陽之制陰陰之倚陽太平御覽引抱朴子曰黃帝醫經有蝦蟇圖言月生始二日蝦蟇始生人亦不可鍼灸其處據此則此書當漢人所撰

黃帝十二經脉明堂五藏人圖 唐志無人字

隋志一卷

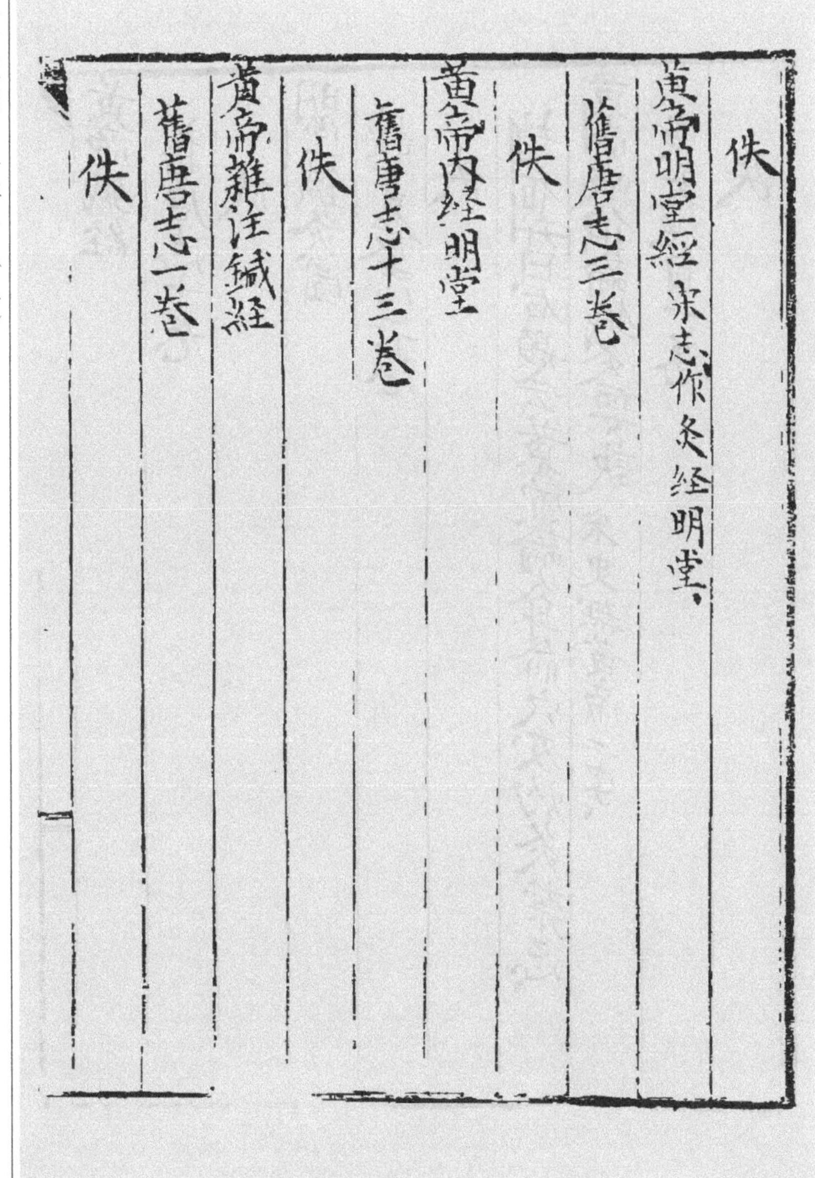

佚

黃帝明堂經　宋志作灸経明堂。

舊唐志三卷

佚

黃帝内經明堂

舊唐志十三卷

佚

黃帝雜注鍼經

舊唐志一卷

佚

黄帝鍼經

舊唐志十卷

佚

明堂鍼灸圖

讀書後志三卷

佚

趙希弁曰右題云黄帝論人身俞穴及灼灸禁忌

黄帝岐伯論鍼灸要訣 宋史無黄帝二字

崇文總目一卷

佚

岐伯灸經 宋史作黄帝問岐伯灸經

新唐志一卷

佚

岐伯鍼經

宋志一卷

佚

黄帝岐伯鍼論

藝文畧二卷

佚

扁鵲偃側鍼灸圖

隋志三卷

佚

扁鵲鍼傳

崇文總目一卷

佚

子午經

讀書後志一卷

佚

趙希弁曰右題云扁鵲撰論鍼砭之要成歌詠葢後人依託者、

涪翁鍼經

佚

後漢書郭玉傳曰：有老父不知何出，常漁釣於涪水，因號涪翁。乞食人間，見有疾者，時下鍼石，輒應時而效，乃著鍼經診脉法傳於世。

華氏佗枕中灸刺經

隋志一卷

佚

呂氏廣玉匱鍼經

舊不著呂氏名，今據太平御覽玉匱鍼經序、錄之崇文總目，作金騰玉匱鍼經，呂博撰。

隋志一卷　舊、新唐志作十二卷，崇文總目作三卷。

佚

募腧經

皇甫謐曰，呂廣撰募腧經云，太倉在臍上三寸，非也。

佚

皇甫氏謐黃帝甲乙經

舊唐志作黃帝三部鍼經。

隋志十卷，註曰，音一卷，梁十二卷。舊唐志作十三卷。

存

宋志曰，皇甫謐黃帝三部鍼灸經十二卷，即甲乙經。

自序曰，夫醫道所興，其來久矣。上古神農始嘗草木而知百藥，黃帝咨訪岐伯、伯高、少俞之徒，內考五藏六府，外綜經絡血氣色候，參之天地，驗之人物，本性命，窮神極變，而鍼道生焉。其論至妙，雷公受業傳之於後。伊尹以亞聖之才，撰用神農本草，以為湯液。中古名醫有俞柎、醫緩、扁鵲，秦有醫和，漢有倉公，其論皆經理識本，非徒診病而已。漢有華佗、張仲景，其他奇方異治，施世者多，亦不能盡記其本末。若知直祭酒劉季琰病發於畏惡，治之而瘥，云：後九年季琰病應發，當有感，仍本於畏惡，病動必死。終如其言。仲景見侍中王仲宣，時年二十餘，謂曰：君有病，四十當眉落，眉落半年而死，令服五石湯可免。仲宣嫌其言忤，受湯勿服。居三日，見仲宣，謂曰：服湯否？仲宣曰：已服。仲景曰：色候固非服湯之診，君何輕命

也仲宣猶不言後二十年果眉落後一百八十七日而死終
如其言此二事雖扁鵲倉公無以加也華佗性惡矜技終以
戮死仲景論廣伊尹湯液為數十卷用之多驗近代太醫令
王叔和撰次仲景遺論甚精指事施用按七略藝文志黃帝
內經十八卷今有鍼經九卷素問九卷二九十八卷即內經
也亦有所亡失其論遐遠然稱述多而切事少有不編次比
按倉公傳其學皆出于素問論精微九卷是原本經脉其
義深奧不易覺也又有明堂孔穴鍼灸治要皆黃帝岐伯選
事也三部同歸文多重複錯互非一甘露中吾病風加苦聾
百日方治要皆淺近乃撰集三部使事類相從刪其浮辭除

其重複，論其精要，至為十二卷。易曰：觀其所聚，而天地之情事見矣。況物理乎？事類相從，聚之義也。夫受先人之體，有八尺之軀，而不知醫事，此所謂遊魂耳。若不精通於醫道，雖有忠孝之心，仁慈之性，君父危困，赤子塗地，無以濟之。此固聖賢所以精思極論，盡其理也。由此言之，焉可忽乎？其本論其文有理，雖不切於近事，不甚刪也。若必精要，後其閒暇，當撰覈以為教經云。

晉書曰：皇甫謐，字士安，幼沈靜寡欲，有高尚之志，以著述為務，自號玄晏先生。後得風痹疾，因而學醫，習覽經方，手不輟卷，遂盡其妙。太平御覽

玉書曰皇甫士安晉朝高秀洞明醫術撰次甲乙並取三部
為定如此則明堂甲乙是醫人之秘寶後之學者宜遵用之
不可苟從異說致乖正理外臺秘要
林億等序曰臣聞通天地人曰儒通天地不通人曰技斯醫
者雖曰方技其實儒者之事乎班固序藝文志稱儒者助人
君順陰陽明教化此亦通天地人之理也又云方技者論病
以及國原診以知政非能通三才之奧安能及國之政哉晉
皇甫謐博綜典籍百家之言沈靜寡欲有高尚之志得風痺
因而學醫習覽經方遂臻至妙取黃帝素問鍼經明堂三部
之書撰為鍼灸經十二卷歷古儒者之不能及也或曰素問

鍼經明堂三部之書，非黃帝書，似出於戰國。曰：人生天地之間，八尺之軀，藏之堅脆，府之大小，穀之長少，脈之長短，血之清濁，十二經之血氣大數，皮膚包絡，其外可剖而視之乎？非大聖上智，孰能知之？戰國之人何與焉？大哉黃帝內經十八卷，鍼經三卷，最出遠古，皇甫士安能撰而集之，惜簡編脫落者已多，是使文字錯亂，義理顛倒，世失其傳，學之者鮮矣。唐甄權但修明堂圖，孫思邈從而和之，其餘篇第亦不能盡言之。國家詔儒臣校正醫書，今取素問、九墟、靈樞、太素經、千金方及翼、外臺秘要諸家善書校對，玉成繕寫，將備鋟板。恭惟主上聖哲文明，光輝上下，孝慈仁德，蒙被衆庶，大頌岐黃遠

及方外使皇化兆於無窮和氣浹而充塞然亦助人靈順陰陽明教化之一端云國子博士臣高保衡尚書屯田郎中臣孫奇光禄卿直秘閣臣林億等上

四庫全書提要曰甲乙經八卷晋皇甫謐撰是編皆論鍼灸之道隋書經籍志稱黄帝甲乙經十卷註曰音一卷梁十二卷不著撰人姓名考無書首有謐自序稱七略藝文志黄帝内經十八卷今有鍼經九卷素問九卷二九十八卷即内經也又有明堂孔穴鍼灸治要皆黄帝岐伯選事也三部同歸文多重複錯互非一甘露中吾病風加苦聾百日方治（喋此七四字文義未明疑有脱誤今仍舊本録之謹附識于此）要皆淺近乃撰集三部使事類相

從刪其浮詞，除其重複，叅為十二卷，（案至字文義未明，亦疑有誤。）云，是此書乃撰合舊文而成，故隋志冠以黃帝，然刪除謚名，似乎黃帝所自作，則於文為謬。舊唐經籍志稱黃帝三部鍼經十三卷，始著謚名，然較梁本多一卷，其併音一卷計之歟。新唐書藝文志既有黃帝甲乙經十二卷，又有皇甫謐黃帝三部鍼經十三卷，兼襲二志之文，則更舛誤矣。書凡一百一十八篇，內十二經脈絡脈支別篇、疾形脈診篇、鍼灸禁忌篇、五藏傳病發寒熱篇、陰受病發痺篇、陽受病發風篇，各分上下，經脈篇、六經受病發傷寒熱病篇各分上中下，實一百二十八篇。句中夾註，多引楊上善太素經、孫思邈千金方、王冰素問註，王惟德銅人而參考異同，其書亦皆在謐後，蓋宋高保衡孫奇林億等校正所加，非謐之舊也。考隋志有明堂孔穴五卷，明堂孔穴圖三卷，又明堂孔穴圖三卷；唐志有黄帝內經明堂十三卷，黄帝十二經脉明堂五藏圖一卷，黄帝十二經明堂偃側人圖十二卷，黄帝明堂三卷，又楊上善黄帝內經明堂類成十三卷，楊元孫黄帝明堂三卷，今並亡佚，惟賴是書存其精要，且節解章分，具有條理，亦尋省較易，至今與內經並行，不可偏廢，蓋有由矣。

桉第堅曰：世書命以甲乙，未有詳解。按楊玄操難經序，昔皇甫玄晏總三部為甲乙之科，外臺秘要引此書亦其

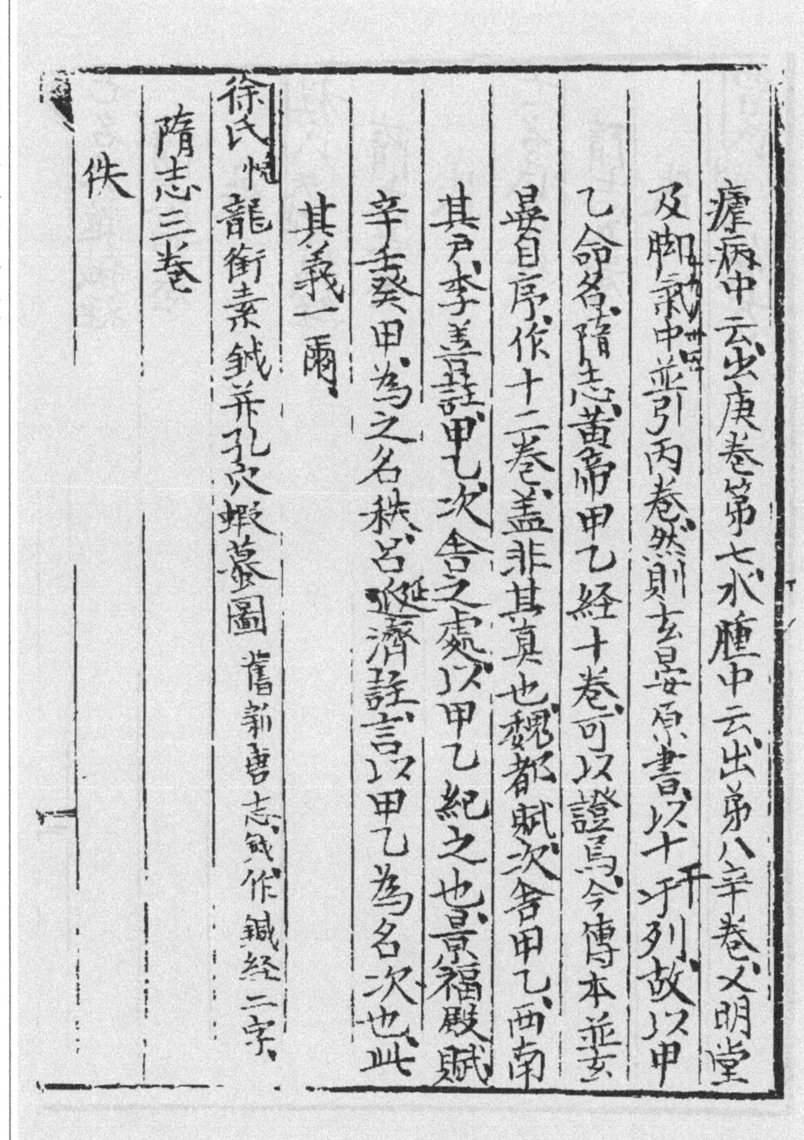

癨病中云出庚卷第七水腫中云出第八辛卷又明堂及脚氣中並引丙卷然則玄晏原書以十干列故以甲乙命名隋志黄帝甲乙經十卷可以證焉今傳本並玄晏自序作十二卷蓋非其真也魏都賦次舍甲乙西南其戶李善註甲乙次舍之處以甲乙紀之也景福殿賦辛壬癸甲為之名秩呂延濟註言以甲乙為名次也此其義一爾

徐氏悅龍銜素鍼并孔穴蝦蟇圖 舊新唐志鍼作鍼經二字

隋志三卷

佚

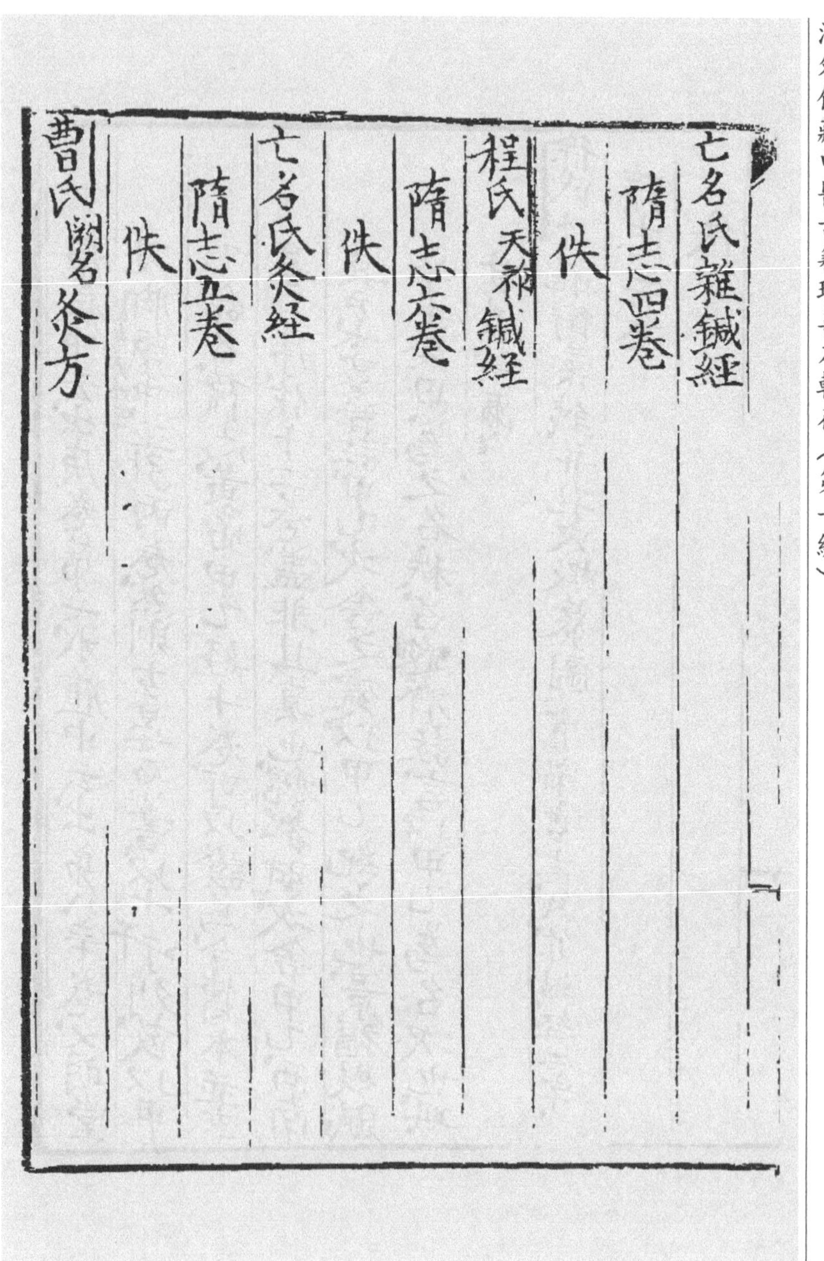

亡名氏雜鍼經

隋志四卷

佚

程氏天祐鍼經

隋志六卷

佚

亡名氏灸經

隋志五卷

佚

曹氏（闕名）灸方

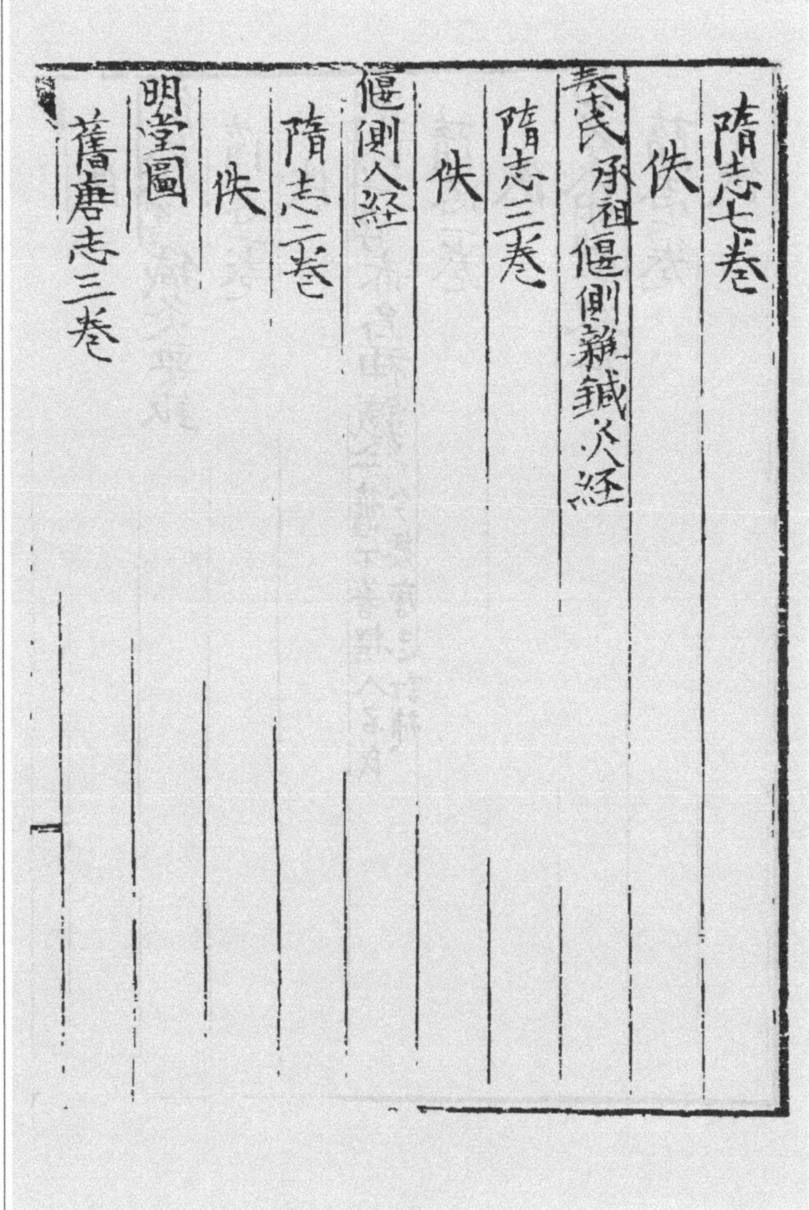

隋志七卷

佚

秦氏承祖偃側雜鍼灸経

隋志三卷

佚

偃側人経

隋志二卷

佚

明堂圖

舊唐志三卷

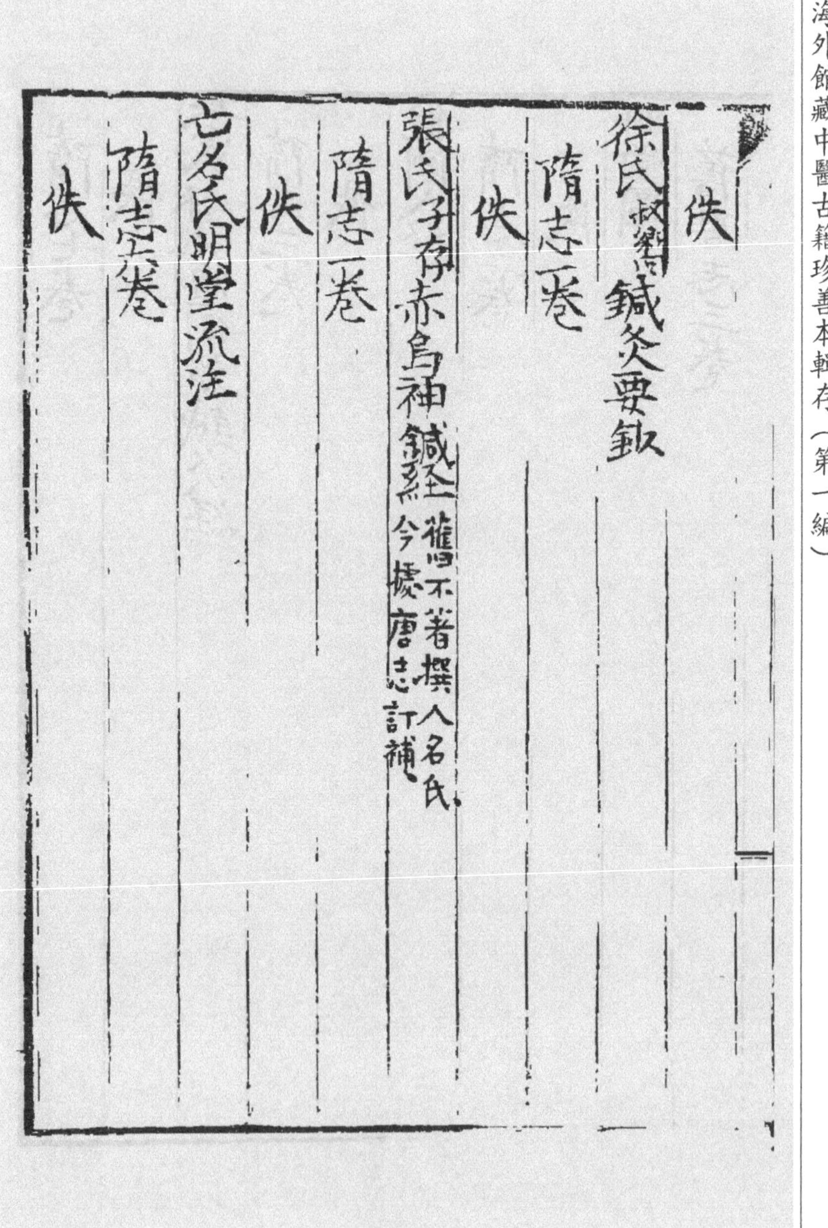

佚

徐氏叔嚮鍼灸要鈔

隋志一卷

佚

張氏子存赤烏神鍼經 舊不著撰人名氏今據唐志訂補

隋志一卷

佚

亡名氏明堂流注

隋志六卷

佚

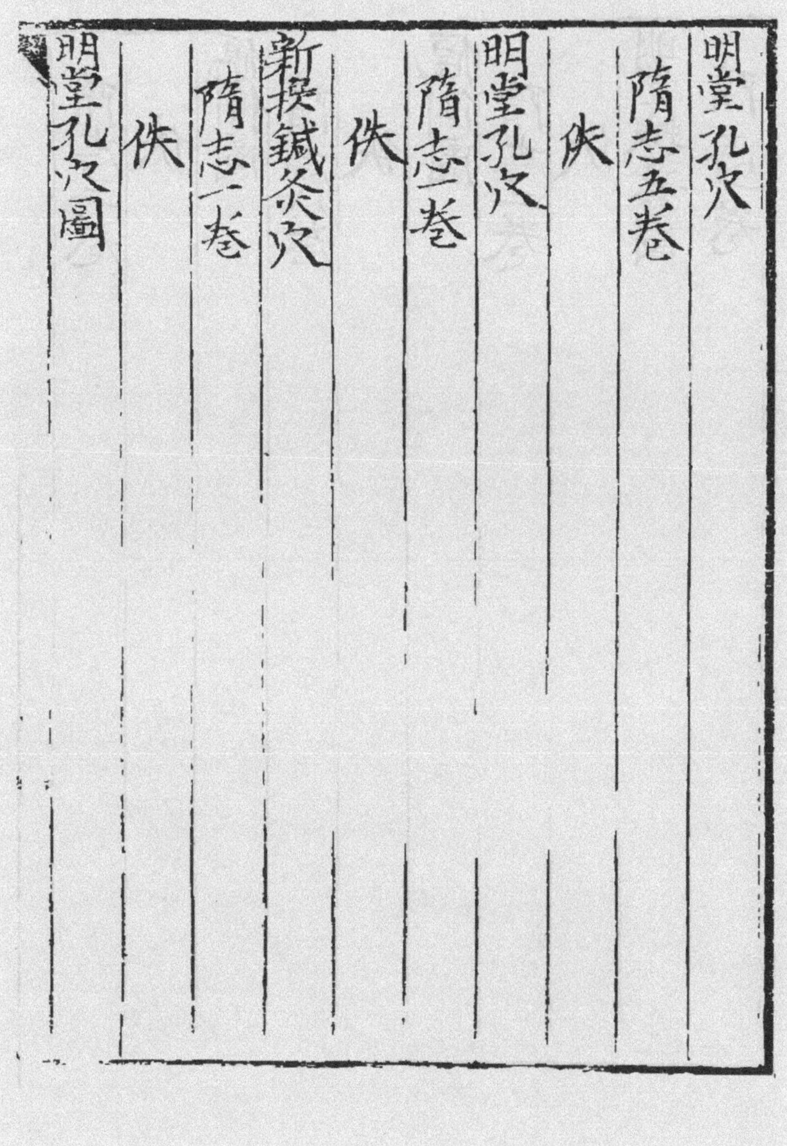
明堂孔穴
隋志五卷
佚
明堂孔穴
隋志一卷
佚
新撰鍼灸穴
隋志一卷
佚
明堂孔穴圖

隋志三卷

佚

偃側圖

隋志八卷

佚

偃側圖

隋志二卷

佚

明堂蝦蟇圖

隋志一卷

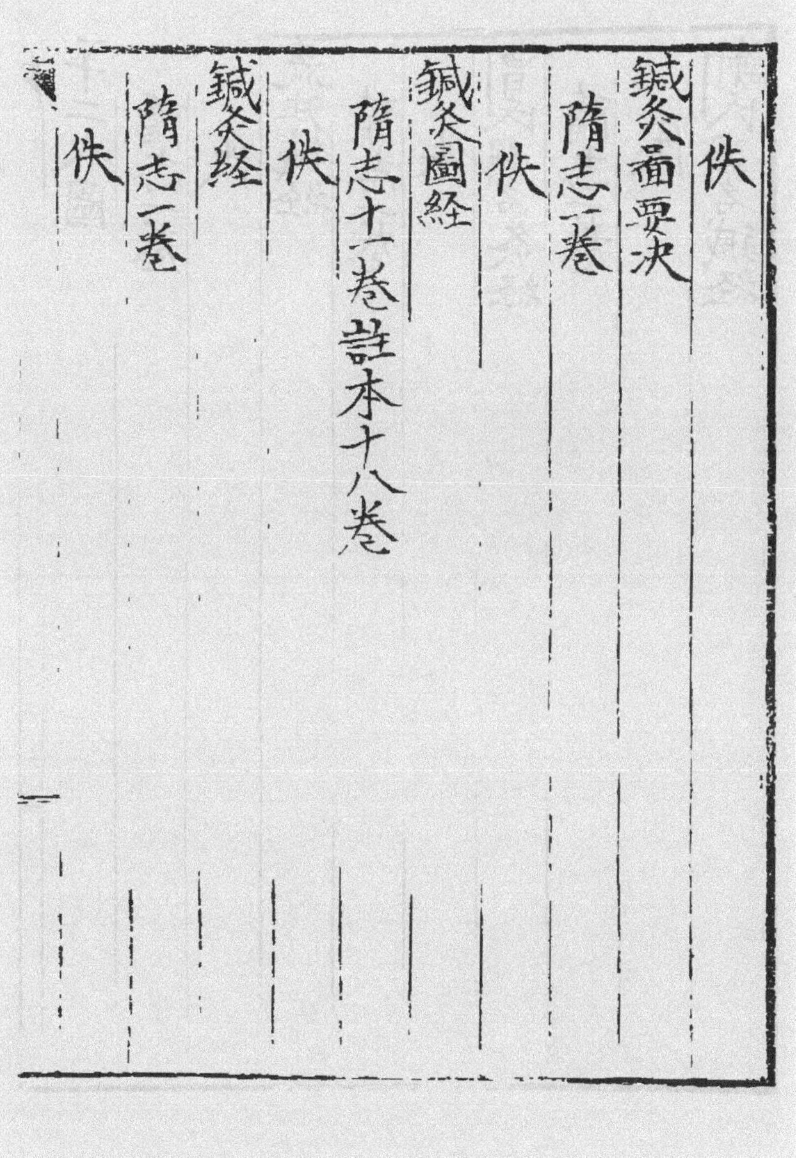

佚

鍼灸孟要決

隋志一卷

佚

鍼灸圖經

隋志十一卷 註本十八卷

佚

鍼灸經

隋志一卷

佚

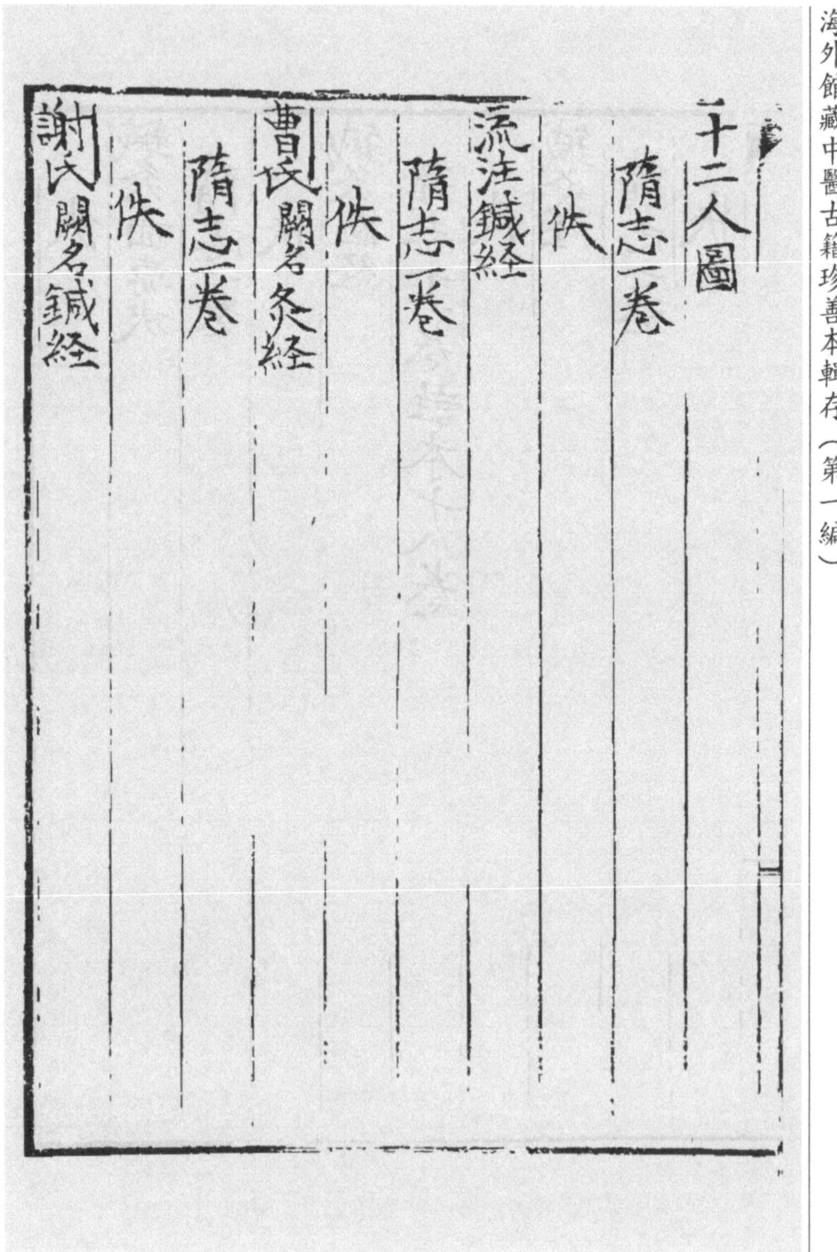
十二人圖
隋志一卷
佚
流注鍼経
隋志一卷
佚
曹氏灸經
隋志一卷
佚
謝氏明堂鍼経

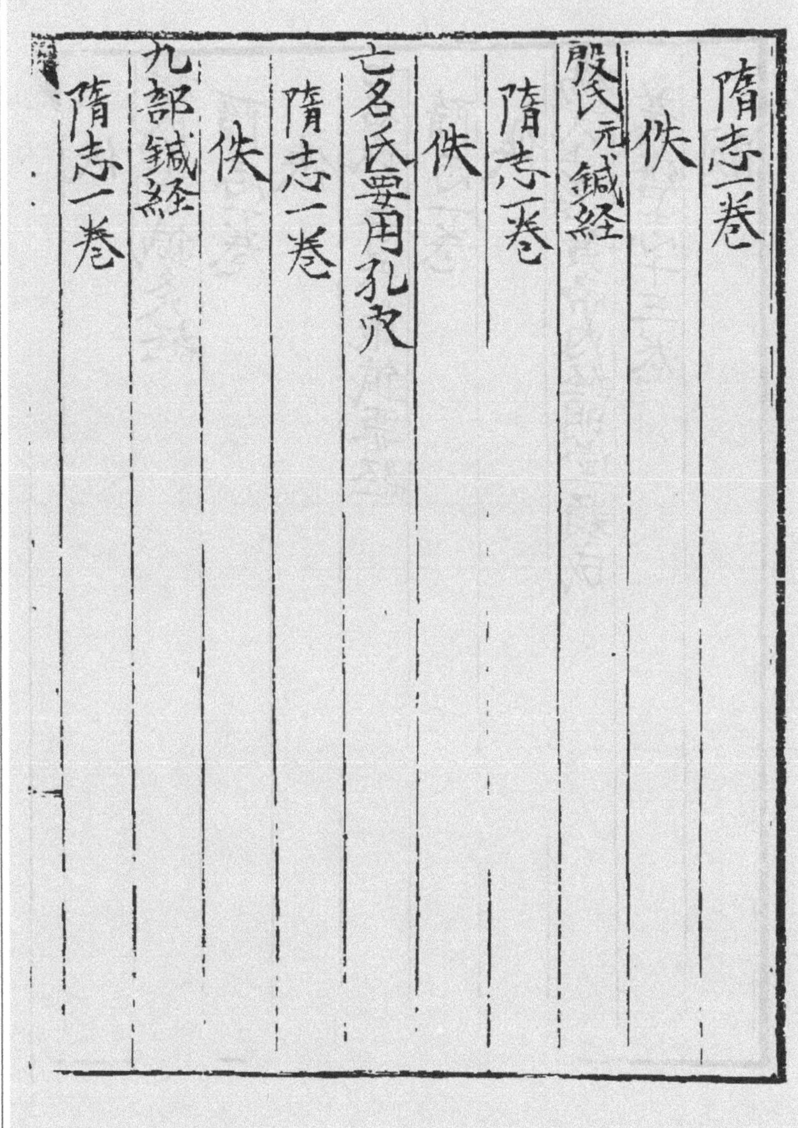

殷氏元鍼經

隋志一卷

佚

亡名氏要用孔穴

隋志一卷

佚

九部鍼經

隋志一卷

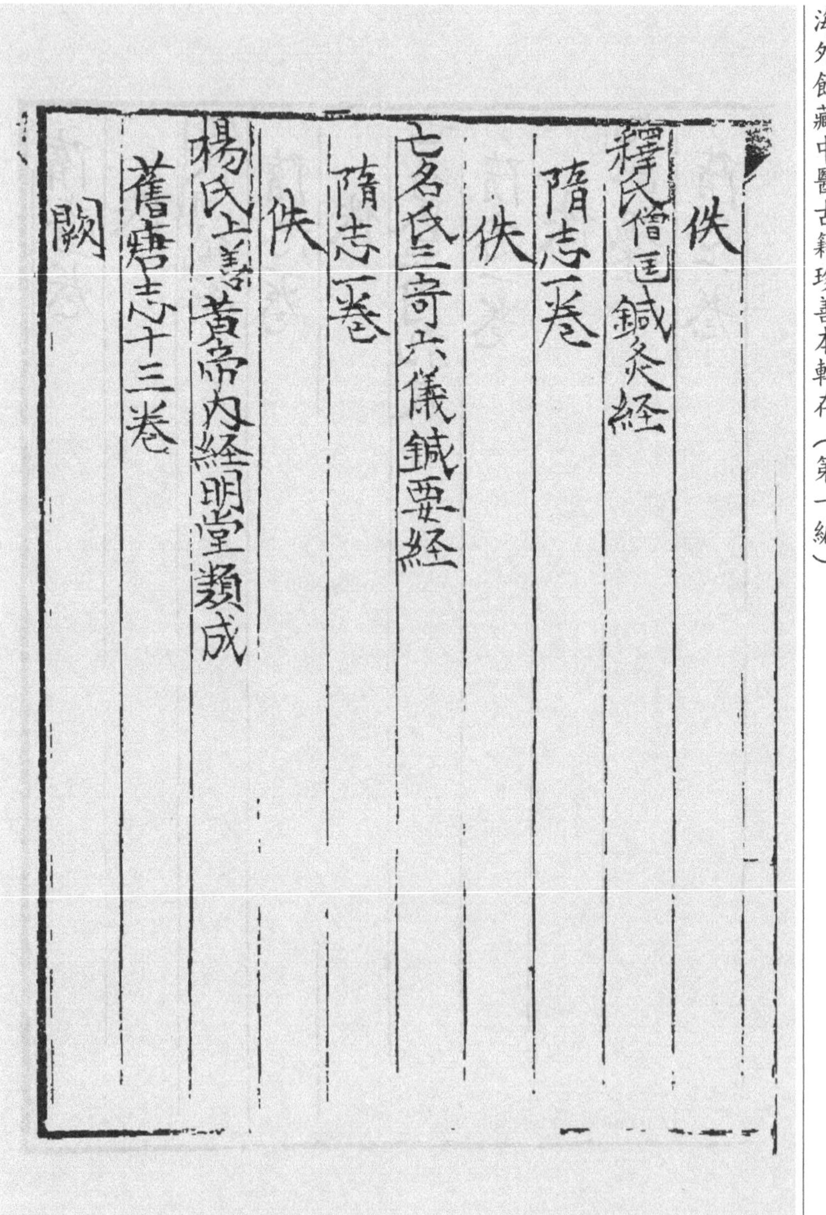

佚

釋氏僧匡鍼灸經

隋志一卷

佚

亡名氏三奇六儀鍼要經

隋志一卷

佚

楊氏上善黄帝内經明堂類成

舊唐志十三卷

闕

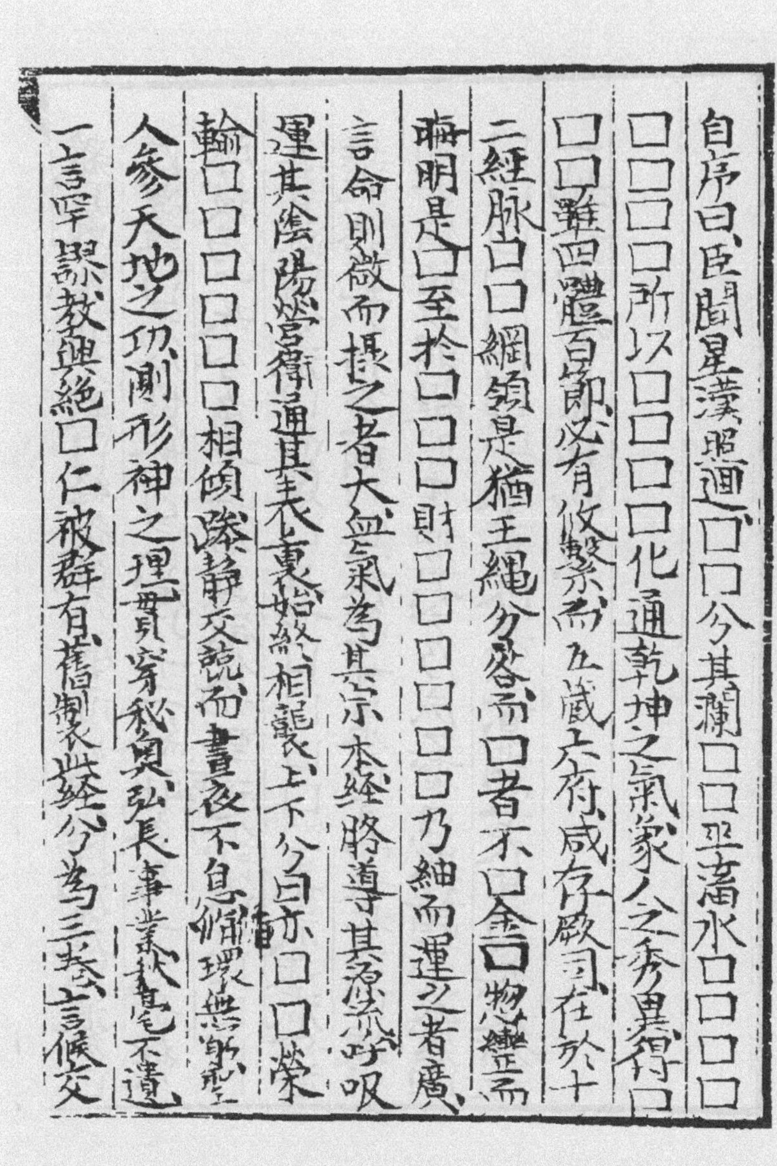

自序曰臣聞星漢昭迴□□兮其瀾□□坙滴水□□□□□□□□□所以□□□□□化通乾坤之氣象人之秀異得□□□雖四體百節必有攸繫而五藏六府咸存啟司在於十二經脈□□綱領是猶王繩分絡而□者不□舍□物變而晦明是□至於□□□財□□□□□乃細而運之者廣言命則微而攝之者大血氣為其宗本經脈導其源流呼吸運其陰陽營衛通其表裏始終相襲上下分白亦□□榮輸□□□□□相傾隨靜交競而晝夜不息循環無端聖人參天地之功則形神之理貫穿秘奧弘長事業致意不遺一言罕跡教與絕□仁被群有舊制衰世經分為三卷言候交

雜寬察難明其體□經復興八脈亦如沮岸沅澧□波於□
漢豐瀉□濁兮能於司宗曾是以十二經脈合爲一卷奇經八
脈後爲一卷合爲十三卷爲欲使九野遞公望□□□□□
五音疏□變混□而歸□且也□□□□□累氣殊流合濟
無乖勝範仆稟皇明以宣後學有衆在昔而大壯成□棟宇
綱罟猶秘以明離照其佃漁兮乃成之聖曰取諸不遠然□
□□□□□□□大素陳其宗旨明堂表其白見是猶大
一地二亦漸通其妙物矣

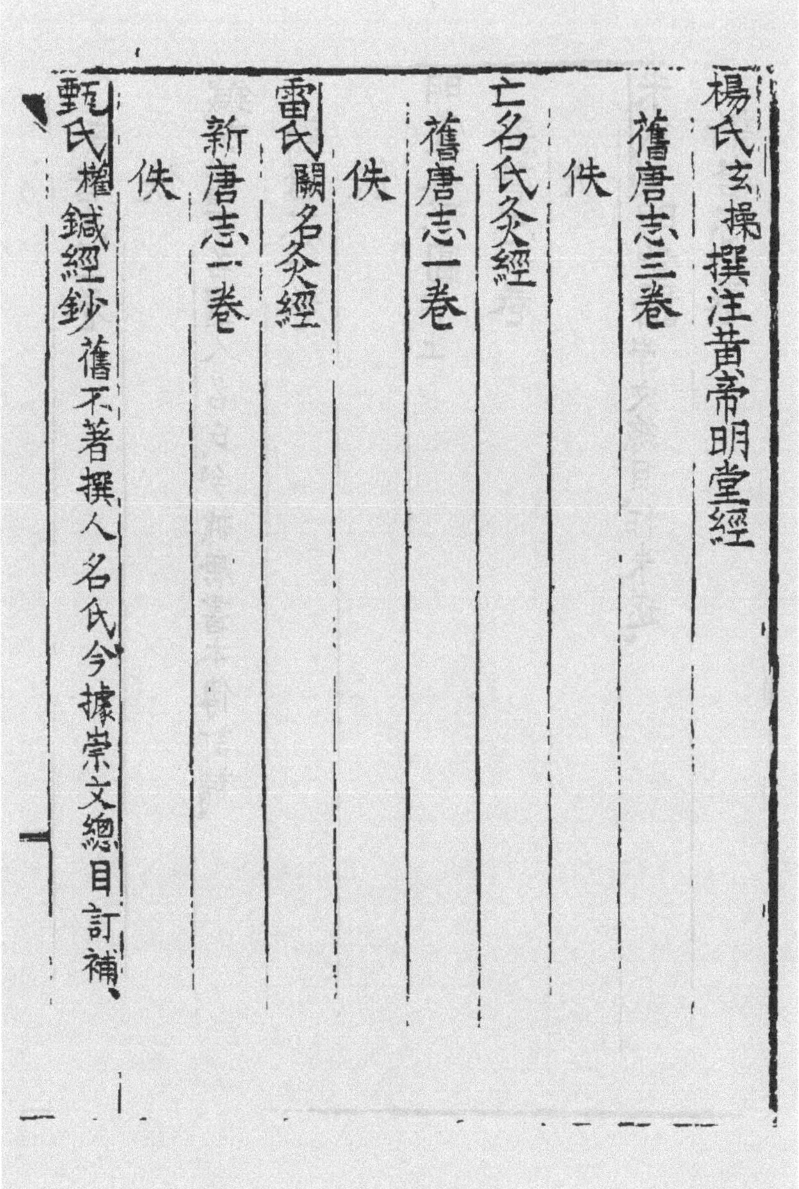

楊氏玄操撰注黃帝明堂經

舊唐志三卷

佚

亡名氏灸經

舊唐志一卷

佚

雷氏關名灸經

新唐志一卷

佚

甄氏權鍼經鈔舊不著撰人名氏今據崇文總目訂補

新唐志三卷

佚

鍼方舊不名選人名氏今據唐書本傳訂補

新唐志一卷

佚

明堂人形圖同上

新唐志一卷

佚

米氏遂明堂論崇文總目作朱遂

新唐志一卷

佚

孫氏思邈明堂經圖

佚

孫思邈曰安康公李襲興稱武德中出鎮潞州屬隨徵士甄權以新撰明堂示余余既暗昧未之奇也時有深州刺史成君綽忽患頸腫如數升喉中閉塞水粒不下已三日矣以狀告余余屈權救之針其右手次指之端如食頃氣息即通明日飲噉如故爾後縉紳之士多寫權圖略遍華裔正觀中入為少府奉勅修明堂與承務郎司馬德逸太醫令謝季卿太常丞甄立言等校定經圖於後以所作呈示甄權曰人有七

尺之軀藏府包其内皮膚絡其外非有聖智孰能察之者矣
吾十有八而志學於醫今年過百歲研綜經方推究孔穴所
疑更多矣竊聞尋古人伊尹湯液依用炎農本草扁鵲針灸
一準黄帝雷公問難殷懃對揚周密去聖久遠愚人無知道
聽塗說多有穿鑿起自胸臆至如王遺烏銜之法單行淺近
雖得其効偶然即謂神妙且事不師古遠涉必泥夫欲行針
者必準軒轅正經用藥者須依神農本草自餘名醫別録益
多誤耳余退以甲乙校秦承祖圖有旁庭藏會等一十九穴
按六百四十九穴有目無名其角孫景風一十七穴三部針
經具存焉然其圖闕漏仍有四十九穴上下倒錯前後易處

不合本經所謂失之毫氂差之千里也云云 千金翼方

鍼經

宋志一卷

佚

崔氏知悌骨蒸病灸方 宋志作勞灸法外臺作崔氏別錄灸骨蒸方圖中書侍郎崔知悌撰

新唐志一卷 外臺載灸骨蒸法圖四首云出第七卷中據此王氏所錄似在纂要方中者

佚

自序曰夫含靈受氣稟之於五常 按蘇沈良方作五行 攝生乖理降之以六疾至若岐黃廣記抑有舊經 蘇沈抑作蔚 攻灸單行 蘇沈單作顧 罕取今術 蘇沈作顯著斷術 骨蒸病者亦名傳尸亦謂殗殜

亦稱伏連（蘇沈作復連）亦曰無辜丈夫以癖氣爲根婦人以血氣爲本無問少長多染此疾嬰孺之流傳注更苦其爲狀也髮乾而聳或聚或分或腹中有塊或腦後近下兩邊有小結（蘇沈無近下字）多者乃至五六或夜臥盜汗夢與鬼交通（蘇沈無通字）雖目視分明而四肢無力或上氣食少漸就沉羸縱延時日終於溘盡余昔忝洛州司馬常三十日灸活十三人前後差者數過二百（蘇沈過作逾）至如狸頭（蘇沈作猩骨）獺肝徒聞曩說金牙銅鼻罕見其能求若此方扶危拯急非止單攻骨蒸又別療氣療風或癉或勞或邪或癖（蘇沈此有或字）患狀既廣救愈亦多不可具錄（蘇沈作灸活者不可具述）略陳梗概又恐傳授訛以誤將來今故

具圖形狀、庶令覽見者易悉、使所在流布、頒用家藏、未暇外請名醫、傍求上藥、還魂反魄、何難之有、遇斯疾者、可不務乎、外臺秘要方、

舊唐書崔知溫傳曰、兄知悌、高宗時官至戶部尚書、

新唐書崔知溫傳曰、兄知悌亦至中書侍郎、與戴至德郝處俊李敬玄等、同賜飛白書贊、而知悌敬玄以忠勤見表、還尚書左丞、裴行儉之破突厥、斬泥孰匐、殘落保狼山、詔知悌馳往定襄、慰將士、行儉平道寇有功、終戶部尚書、

沈括曰、崔丞相灸勞法、外臺秘要、崔相家傳方、及王寶臣經驗方悉編載、然皆差悞、毗陵郡有石刻最詳、余取諸本參校

成此書比古方極為委曲依此治人未嘗不驗往往一灸而愈予在宣城久病羸用此而愈蘇沈良方

亡名氏新集明堂灸法

崇文總目三卷

佚

山眺鍼灸經 宋志注眺一作兆

崇文總目一卷

佚

公孫氏克鍼灸經

崇文總目一卷

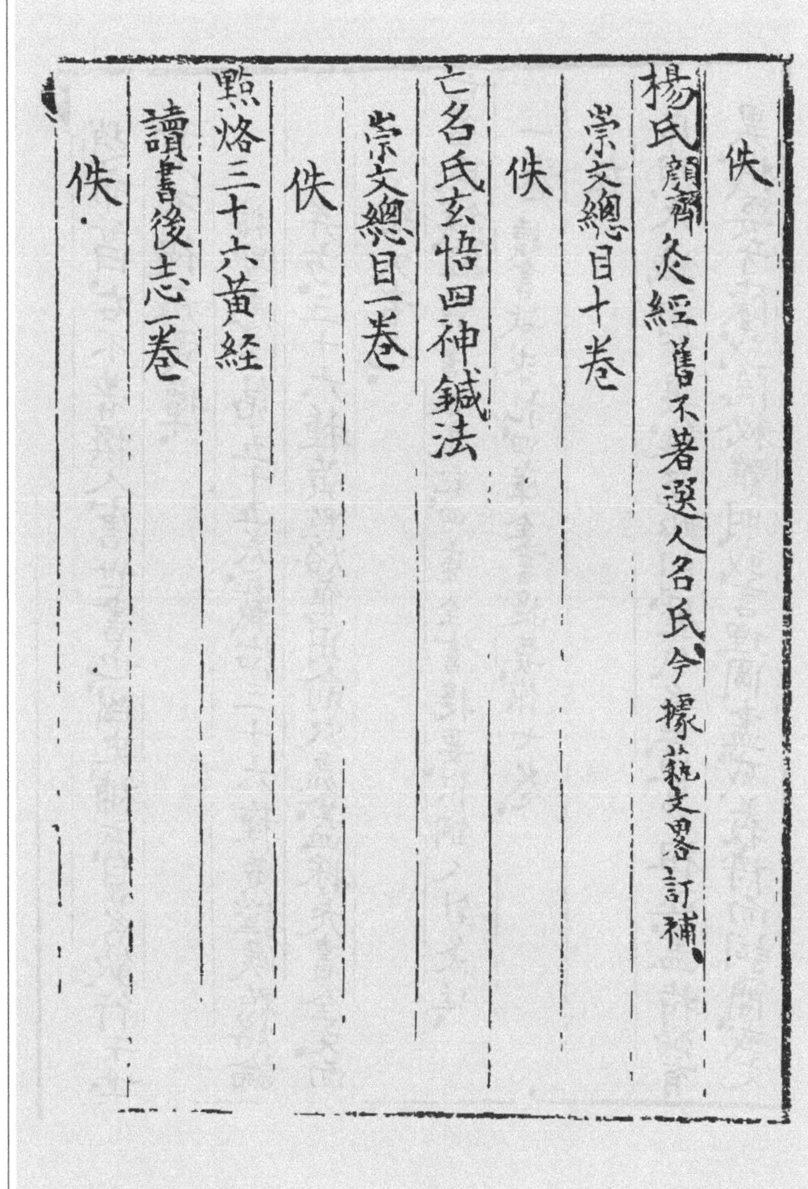

佚

楊氏顔齊灸經 舊不著撰人名氏今據藝文畧訂補

崇文總目十卷

佚

亡名氏玄悟四神鍼法

崇文總目一卷

佚

點烙三十六黄經

讀書後志一卷

佚

趙希弁曰：古不著撰人，唐世書也。國史補云：自茗飲行于世，世人不復病黃癉。

按聖惠方第五十五卷載治三十六種黃證候點烙論并方三十六種黃點烙應用俞穴處，蓋採是書全文而編入者也。

亡名氏鍼經 讀書敏求記、四庫全書提要作銅人針灸經。一卷 讀書敏求記、四庫全書提要作七卷。

存

序曰：夫鍼術玄奧，難究妙門，歷代名工，恒多祖述。蓋指歸有異，機要互陳，或隱秘難明，或言理闕畫，或義博而詞簡，或文瞻而意跡，背軒后之聖文，失岐伯之高論，致俾學者莫曉宗源。今則採摭前經，研覈至理，指先哲之未晤，達古聖之微言，總覽精英，著經一卷，斯経也，窮理盡性，通幽明玄，陳穴道而該通，指病源而咸既，用昭未晤，以導迷津，傳示將來，庶期彼遠者爾。

錢曾曰：銅人鍼灸経七卷，銅人鍼灸経傳來已久，而竇氏秘傳内有金津玉液、大小骨空、八風八邪、髁骨八法，此書與明堂灸経俱不載，何耶。

四庫全書提要曰：銅人鍼灸経七卷，不著撰人名氏，案晁公武讀書後志曰：銅人腧穴鍼灸圖三卷，皇朝王惟德撰，仁宗

嘗詔惟德考次鍼灸之法，鑄銅人為式，分藏府十二経，旁註
腧穴所會，刻題其名，併為圖法及主療之術，刻板傳於世。
王應麟玉海曰：天聖五年十月壬辰，醫官院上所鑄腧穴銅
人式二，詔一置醫官院，一置大相國寺仁濟殿。先是，上以鍼
砭之法傳述不同，命尚藥奉御王惟一考明堂氣穴経絡之
會，鑄銅人式。又纂集舊聞，訂正訛謬，為銅人腧穴鍼灸圖経
三卷，至是上之，摹印頒行。翰林學士夏竦序所言與晁氏略
同。惟王惟德作惟一，人名小異耳。此本卷數不符，而大致與
二家所言合。疑或天聖之舊本，而後人析為七卷，取周密齊
東野語曰：嘗聞舅氏章叔恭云，昔倅襄州日，嘗獲試鍼銅人，全

像以精銅為之，府藏無一不具，其外腧穴，則錯金書穴名於旁，凡背面二器相合，則渾然全身，蓋舊都用此以試醫者，其法外塗黃蠟，中實以汞，俾醫工以分析寸，案穴試鍼，中穴則鍼入而汞出，稍差則鍼不可入矣，亦奇巧之器也。後趙南仲歸之內府，叔恭嘗寫二圖，刻梓以傳焉。今宋銅人及章氏圖皆不傳，惟此書存其梗概爾。

按此書狀在于聖惠方第九十九卷，今味其序語，非出于唐以後之人者，原本當自單行，王懷隱等編書，採入其全文者也。熊氏衛生堂所刊，剝為七卷，改名銅人鍼灸經，徵求記并提要所著，則是也。彼未見聖惠方銅人圖經等書、故其說特致傳會矣。

明堂灸經

一卷

存

序曰夫玄黃始判、上下爰分、中和之氣為人、萬物之間最貴。
莫不稟陰陽氣、象度作天地英靈、頭像圓穹、足摸方載、五感法
之五嶽、九竅以應九州、四肢體彼四時、六府配乎六律、瞻視
同於日月、呼吸猶若風雲、氣血以類江河、毛髮比之草木、雖
繼體父母、慈取像於乾坤、貴且若斯、命豈輕也、是以立身之
道、濟物居先、保壽之宜、治病為要、草木有蠲痾之力、鍼灸有

刼病之功，欲滌邪由，信茲益矣。夫明堂者，聖人之遺教，黃帝之正經，叙血脉循環，陰陽俞募，穴穴流注之玄妙，辨穴道之根元，爲藏府權衡，作經絡津要。今則採其精華，去彼繁蕪，皆目覩有憑，手經奇効，晝病源，以知主療，圖人形貫兖參差，并集小兒明堂，編類于次，庶令長幼盡跛安衢，俾使華夷同歸壽域者爾。

按右收在于聖惠方第一百卷，是亦王懷隱等編書時所採入者，其實唐以前書也。隋唐志載明堂書數部，若此二書，不記撰人名氏，是以不可決定其何是，乃著于斯。至大辛亥春月，燕山活濟堂刊本，分正背側人圖，及

小兒灸方為三卷

西方子明堂灸经

醫藏目録八卷

存

錢曾曰西方子不知何解昔黄帝問岐伯以人之经絡窮妳于血脈參變乎陰陽盡書其言藏于靈蘭之室洎雷公請問乃坐明堂以授之後世言明堂者以此今醫家記鍼灸之穴為偶人點志其處名明堂非也

四庫全書提要曰明堂灸经八卷題曰西方子撰不知何許人與銅人鍼灸经俱刊於山西平陽府其書專論灸法銅人

惟有正背左右人形，此則兼及側伏，較更詳悉，考唐志有黃帝十二經明堂偃側人圖十二卷，茲或其遺法歟，其曰明堂者，錢曾讀書敏求記云云，今考舊唐書經籍志，以明堂經脈別為一類，則錢曾之說信矣，古法多鍼灸並言，或惟言鍼以該灸，靈樞稱鍼經是也，自王燾外臺秘要方，如力言誤鍼之害，凡鍼法鍼穴俱刪不錄，惟立灸法為一門，此書言灸不言鍼，蓋猶燾之意也，

直魯古鍼灸書

佚

按右見于遼史本傳，

吳氏復建小兒明堂鍼灸经

宋志一卷

佚

王氏惟一銅人俞穴鍼灸圖经

崇文總目三卷

存

夏竦序曰臣聞聖人之有天下也論病以及國原診以知政王澤不流則姦生於下故辨淑慝以制治真氣不榮則疢動於體故謹醫砭以救民昔我聖祖之問岐伯也以爲善言天者必有驗於人天之數十有二人經絡以應之周天之度三

百六十有五、氣血以應之、上下有紀、左右有象、督任有會、腧穴有數、窮妙于血脈、參變乎陰陽、始命盡書其言、藏於金蘭之室、洎雷公請問其道、迺坐明堂以授之、後世之言明堂者以此、由是閞灸鍼刺之術備焉、神聖工巧之藝生焉、若越人起死、華佗愈躄、王纂驅邪、秋夫療鬼、非有神哉、皆此法也、去聖寖遠、其學難精、雖列在經訣、繪之圖素、而粉墨易糅、豕亥多譌、艾而懷肝、投鍼而失胃、平民受弊而莫贖、庸醫承誤而不思、非夫聖人、孰救茲患、洪惟我后、勤哀兆庶、迪帝軒之遺烈、祗文母之慈訓、命百工以脩政令、敕太醫以謹方技、深惟鍼艾之法、舊列王官之守、人命所繫、日用尤急、思革其謬、求濟于民殿中省尚藥奉御王惟一素授禁方尤工厲石竭心奉詔精意參神定偃側於人形正分寸於腧募增古今之救驗刊日相之破漏總會諸說勒成三篇上又以古經訓詁至精學者封執多失傳心豈如會目著辭不若案形復令創鑄銅人為式內分腑臟旁注谿谷井滎所會孔穴所安竅而達中刻題于側使觀者爛然而有第疑者渙然而冰釋在昔未臻惟帝時憲乃命侍臣為之序引名曰新鑄銅人腧穴鍼灸圖經肇頒四方景式萬代將使多瘠咸詔巨刺靡差案說蠲痾若對談於涪水披圖洞視如舊飲於上池保我黎蒸介乎壽考昔夏后叙六極以辨疾帝炎問百藥以惠人固當

讓德今辰歸切聖域者矣時天聖四年歲次析木秋八月丙申謹上

趙希弁曰銅人腧穴鍼灸圖經三卷皇朝王惟德撰仁宗嘗詔惟德考次鍼灸之法鑄銅人為式分藏府十二經旁注俞穴所會刻題其名并為圖法并主療之術刻板傳於世夏竦為序明堂者謂雷公問道黃帝授之故名云

王應麟曰天聖五年十月壬辰醫官院上所鑄腧穴銅人式二詔一置醫官院一置大相國寺仁濟殿先是上以鍼砭之法傳述不同命尚藥奉御王惟一考明氣穴經絡之會鑄銅人式又纂集舊聞訂正訛謬為銅人腧穴針灸圖經三卷至

是上之摹印頒行翰林學士夏竦序以四年歲次析木秋八
月丙申上七年閏二月乙未賜諸州
明一統志曰三皇廟在順天府治南明照坊元元貞初建內
有三皇并歷代名醫像東有神機堂內置銅人鍼灸圖二十
有四皆五藏旁注與谿谷所會各為小篆以導其源委下刻
鍼灸經于石其碑之題篆則宋仁宗御書元至元間自汴移
置此洪武初銅人取入內府圖經猶存
熊均曰宋咸淳間翰林醫官朝散大夫殿中省尚藥奉御騎
都尉王惟一編修銅人腧穴鍼灸圖經五卷
高武曰銅人鍼灸圖三卷宋仁宗詔王維德考次鍼灸之法

鑄銅人為式分府藏十二經旁註俞穴所會刻題其名并為圖法并主療之術刻梓傳於世夏竦為序然其窌穴比之靈樞本輸骨空等篇頗亦繁雜也

明英宗御製序曰人之生稟陰陽五行而成故人之身皆應乎天人身經脈十二實應天之節氣周身氣穴三百六十亦應周天之度數其理微矣而醫家砭焫之功尤神且速欲後之造其突奧識其微妙歟亦難哉宋天聖中創作銅人腧穴鍼灸圖經三卷刻諸石復範銅肖人分布腧穴于周身畫焉竅為脈絡條貫纖悉明備考經案圖甚便來學其亦心前聖之心以仁夫生民者矣於今四百餘年石刻漫滅而不完

銅象昏暗而難辨，朕重民命之所資，念良製之當繼，乃命礱石範銅，倣前重作，加精緻焉，建諸醫官，式廣教詔。嗚呼，保民者君人之事，醫雖其道之一端，然民命所係，故聖人肇之，歷代尚之，大使斯民皆獲保終其天年者，宜必資於此。斯朕所為拳拳體前聖之仁，以貽無窮也。來者尚敬之哉。故引諸其端。大明正統八年三月二十一日。

按：先子曰：讀書後志，惟一作惟德。鍼灸聚英、古今醫統亦同，可疑。咸淳，南宋度宗時號。今此書僅三卷，其為五卷者，金大定中所刻補註本也。能氏云：宋咸淳間王惟一編書五卷，誤甚。鍼科醫官山崎子政先生善曰。

明滑壽著十四經發揮一據金蘭循經云然其所引循經文與此書毫無差異乃知循經全取諸銅人而滑壽未嘗見銅人圖經也蓋元明之際隱晦罕傳英宗之重修抑錄此乎

亡名氏補註銅人腧穴鍼灸圖經

五卷

存

按此書不知出于何人第三卷載大定丙午歲上元日平水閑邪聵叟鍼灸避忌太一圖序後有書軒陳氏印行木記考丙午金世宗大定十六年即宋孝宗淳熙

十三年也、洪園山崎子政先生嘗得此刻、將重彫行于
並使余序之、先子稱雖非天聖之舊、尤可貴重焉、

銅人腧穴鍼灸圖經都數

一卷

存

按此明英宗重修石本所附、徐三友校刊爲第四卷、蓋
非宋板之舊也、

王氏惟一明堂經

宋志三卷

佚

亡名氏灸經背面相

宋志二卷

佚

許氏希神應鍼經要訣

宋志一卷

未見

宋史本傳曰、許希開封人、以醫爲業、補翰林醫學、景祐元年、仁宗不豫、侍醫數進藥不效、人心憂恐、冀國大長公主薦希、希診曰、鍼心下包絡之間、可亟愈、左右爭以爲不可、諸黄門祈以身試、試之無所害、遂以鍼進、而帝疾愈、命爲翰林醫官、賜緋衣銀魚及器幣、希拜謝已、又西向拜、帝問其故、對曰扁鵲臣師也、今者非臣之功、殆臣之賜、安敢忘師乎、乃請以所得金興扁鵲廟、帝為築廟於城西隅、封靈應侯、其後廟益完、學醫者歸趨之、因立太醫局於其旁、希至殿中省尚藥奉御、卒、著神應鍼経要訣、行於世、録其子宗道為內殿崇班、

王氏處明玄秘會要鍼経

宋志五卷

佚

亡名氏明堂玄真経訣

宋志一卷

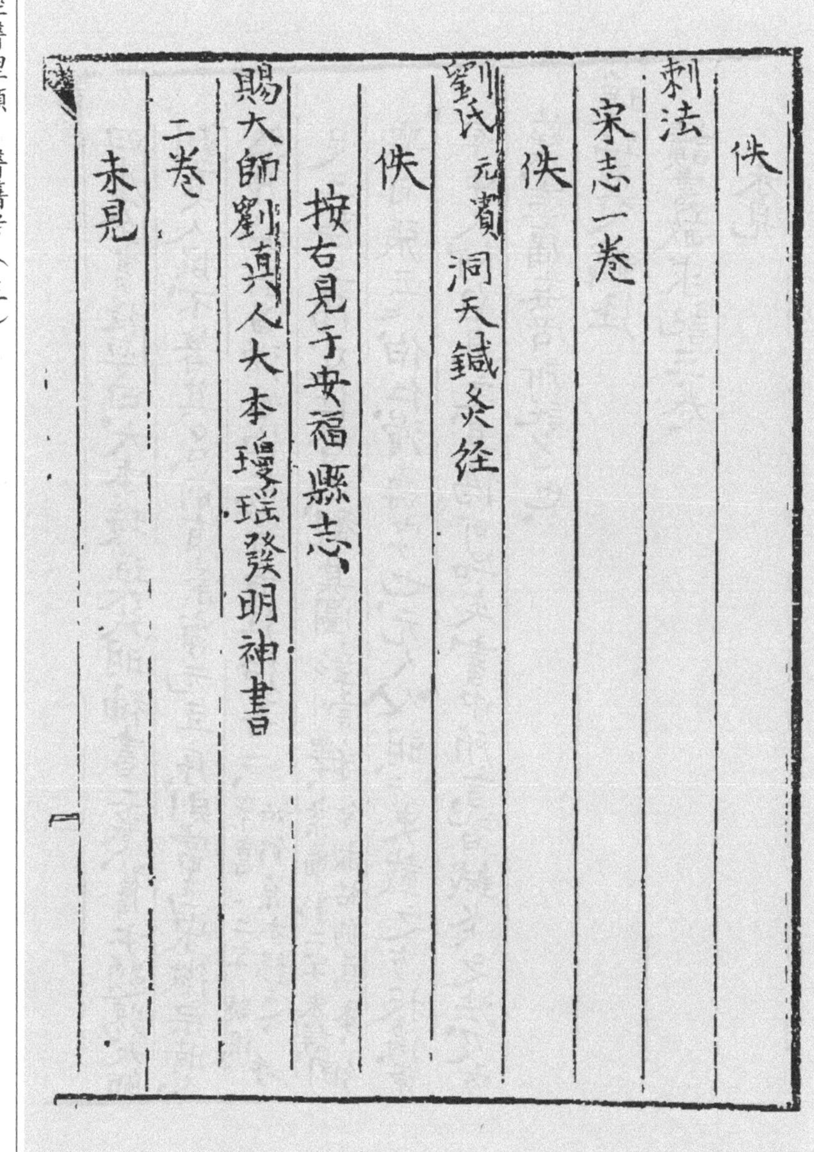

佚

剌法

宋志一卷

佚

劉氏元、瓚洞天鍼灸經

佚

按右見于安福縣志、

賜大師劉真人大本瓊瑶發明神書

二卷

未見

四庫全書提要曰、大本瓊瑤發明神書二巻、舊本題賜太師劉真人撰、不著其名、前有崇寧元年序、則當為宋徽宗時人、然序稱許昌滑君伯仁嘗看經絡專〻、案專〻二字疑誤、姑仍原本錄之、手足三陰三陽及任督也、觀其圖彰訓釋、案扁彰二字未詳、今亦姑仍舊本、綱舉目張云〻、伯仁滑壽字也、元人、以明〻史載之方技傳、崇寧中人何自見之、其僞可知矣、書中所言皆鍼灸之法及方藥、蓋庸妄者所託名也、

瓊瑤真人鍼經

讀書敏求記三巻

未見

錢曾曰：題云賜大師劉真人集。詳何時人。神農普濟鍼法，他書俱失載，獨備于此，亦可寶也。

瓊瑤真人八法神鍼　紫芝春谷全書

讀書敏求記二卷

未見

錢曾曰：峨眉山人黄士真序而傳之。録于至正乙未仲秋。

莊氏綽膏肓腧穴灸法

宋志一卷　書録解題作二卷

存

跋曰：余自許昌遭夷狄之難，憂勞艱危，衝冒寒暑，避地東下丁未八月抵渭濱感疾瘧既至琴川爲醫妄治榮衛衰耗明年春疾尚苦胕腫腹脹氣促不能食而大便利身足重痿杖而後起得陳丁翁家專爲灸膏肓腧自丁亥至癸巳積三百壯灸之次日即胸中氣平腫脹俱損利止而食進甲午已能肩輿出謁後再報之仍得百壯自是疾證浸減以至康寧時新舊間見此殊功灸者數人宿痾皆除孫真人謂若能用心方便求得其穴而灸之無疾不愈信不虚也因考醫經同異參以諸家之説及所親試自量寸以至補養之法分爲十篇一繪身指屈伸坐立之像圖於逐篇之後令覽之者易解而無徒冤之失亦使真人求穴濟衆之仁益廣於天下也建炎

二年三月十二日，朝奉郎前南道都總管同幹辦公事賜緋魚袋莊綽記。

明堂鍼灸經

書録解題二卷

佚

王氏執中鍼灸資生經

讀書附志七卷

存

趙希弁曰：右王執中所編也。執中東嘉人，嘗爲從政郎澧州教授云。

徐正卿序曰、銅人明堂黃帝岐伯鬼臾區留以活天下後世、
自陽蹻透膚之妙無傳乃謂是能絕筋脈傷血肉、至望而畏
之、有疾則甘心於庸醫、百藥之俱試、不知病在巔者、必灸風
池風府、非桂枝輩所能攻、病在膂者、必灸刺魂門、雖枳實輩
不能下、遂至於束手無策、豈不哀哉、近世朱肱龐安常俱為
鍼法詩、知可亦謂病當以刺愈、三衢鄒揯君以治法為歌詩
詠括、行古聖賢活人之意、賴以復傳、今東嘉王叔權又取三
百六十穴、背面巔末、行分類別、以穴對病、凡百氏之說切於
理、自己之見得於心者、悉疏于下、鍼灸之書、至是始略備、古
聖賢活人之意、至是始無遺憾、傳謂為人子者、不可不學醫、

予親年八十精力強健非賴此書耶因俾醫御世傑訂證不傳見者十有八條鋟木庾司以補惠民之闕時嘉定庚辰孟夏朔承議郎提舉淮南東路常平茶鹽公事徐正卿序

趙綸後序曰予得倅澧陽吏以國經來迓暇日閱之見文籍之目有灸經焉意其非明堂即銅人也祇役以來親故惠書及士夫之往從者多以印置此書為託扣其所以乃前郡博士王君執中之所編著也求其版則亡之矣豈好事者攜之以去或守藏者不謹而散逸之邪然是經流傳既久豈無存者冥加搜訪竟未得之憶從中有淮東庾使徐君正卿所刊鍼灸資生經取而視之其序則歷述東嘉王叔權發明編類

之功且謂鍼灸之書至是始略備古聖賢治人之意至是始無遺憾則知王君之用心亦仁且至矣所謂叔權者其王君之字歟一日出示鑒諭劉澐劉一見驚且喜曰王君所刊正此書也今之刻畫精緻視昔有加究所錄來蓋徐君曾主民曹於是郡得此書歸而刊之耳吁是經也王君首刊之澧陽今不復存徐君繼刻之海陵其存與否又未可知版之不存則二君之志將遂湮微豈不惜哉予負丞于此適攜以偕殆非偶然者亟命工鋟梓以廣其傳使是書得不泯絶其於衛生豈曰小補紹定四年四月望朝散郎澧陽郡丞趙綸後序

高武曰資生經東嘉王執中叔權取三百六十穴背面巔末

行分類別、以屬病、蓋合銅人千金明堂外臺而一之者也、

四庫全書提要曰、鍼灸資生經七卷、舊本題葉氏廣勤堂新刊、蓋麻沙本也、不著撰人名氏、前有嘉定庚辰徐正卿初刊序、稱東嘉王叔權作、又有紹定四年趙綸重刊序、稱澧陽郡博士王執中作、而疑叔權為執中字、以字義推之、其說是也、其書第一卷總載諸穴、二卷至末分論諸證、經緯相資、各有條理、頗為明白易曉、舊本冠以徽宗崇寧中陳承裴宗元陳師文等校奏醫書一表、與序與書皆不相應、考裴宗元陳師文等、即校正太平惠民和劑局方之人、殆書賈移也書進表、置之卷端、欲以官書取重耳、然宋代官書、自有王惟德銅人

鍼灸経易可詰誣也、

聞人氏耆年備急灸法

一巻

存

題詞曰古人云凡爲人子而不讀醫書是謂不孝則夫有方論而不傳諸人者寧不謂之不仁乎然方書浩博無慮萬數自非夙著究心未易尋檢本朝名醫團練使張渙著難峯普濟方外又立備急一巻其方皆單行獨味緩急有頼者張公之用心其可謂切於濟人者矣僕自幼業醫凡古人一方一技悉講求其要居鄉幾四五十載雖以此養生亦以此利人

僕今齒髮衰矣，每念施藥惠人，力不能逮，其間惠而不費者，莫如鍼艾之術，然而鍼不易傳，凡倉卒救人者，惟灼艾為第一。今將已試之方，編述成集，鋟木以廣其傳，施之無疑，用之有效，返死迴生，妙奪造化，其有稍涉疑難之穴，見諸圖書，使抱疾遇患者，按築可愈，庶幾少補云。寶慶丙戌正月望，杜一鍼防禦撰，鵝李閶人耆年述。

楊氏闕名 玉龍歌

讀書敏求記一卷

未見

錢曾曰：玉龍一百二十穴，有穴行鍼，恐時人有差別，故作此

歌以為衛生之寶焉、

葛氏可久十二経絡

佚

按右見于古今醫統、

醫籍考卷二十二

東都　丹波元胤紹翁　編

明堂經脈二

李氏慶嗣鍼經

一卷

佚

金史本傳曰，李慶嗣洺人，少舉進士不第，棄而學醫，讀素問諸書，洞曉其義。大德間（按大德夏崇宗乙卯所改年號，當金熙宗天會十三年，而金人不可稱之，疑是當作大定）歲大疫，廣平尤甚，貧者往往闔門臥病，慶嗣攜藥與米分遺之，全活者衆。慶嗣年八十餘，無疾而終。所著傷寒纂

類四卷、攷證洛人書二卷、傷寒論三卷、鍼経一卷、傳於世

佚

李氏源流注指要

按右見于醫學源流、

竇氏傑鍼經指南

一卷

存

流注指要賦後序曰、望聞問切推明得病之原、補瀉迎隨揭

示用鍼之要、莫尚於是、學者自古迄今雖常覃思以研精、竟未鉤

玄而索隱、俄經傳之暇日、承外舅之訓言、亡了世紛、績推兵

援。二句難解，衛生寶鑑作云：及世紛紛，孰非兵援，又似不爲義。其人也神無依，而心無定，或病之精，必奪寸而氣必衰，兼方國以亂，而陽殊，藥物絕商，而邪得，訪歷市而求方，効不若夜，力排疾勢，既已受教，遂敏求師，前後僅十七年，無一二真箇輩後遊也。於蔡邑方獲訣於李君，舊註名源臣明斯人以鍼道救疾也，除疼痛於目前，愈瘵疾於指下，信所謂伏如橫弩，應若發機，萬舉萬全，百發百中者也。加以好生之念，素無竊利之心，嘗謂予曰：天寶不付於非仁，聖道須傳於賢者。僕素不求揆，遂伸有求之懇，獲垂無吝之誠。三句舊多脫文，今據衛生寶鑑訂補。授穴之所秘者四十有二，療舊療誤作聖，今據衛生寶鑑改訂。疾而不瘳者，萬千無一，錄諸心而著之髓，務歎其困而扶其危而後後除疼迅速若手拈破結聚渙如氷釋夫鍼者也果神矣哉然念茲內俞以或忘借其聲律則易記輙裁八韻賦就一編詎敢匿於已私庶共傳於同志皆歳次壬辰重九前二日題

元史類編曰竇默字子聲初名傑字漢卿廣平肥水鄉人幼嗜書金末遭兵亂被俘同時三十人皆見殺惟默得脫歸其家破母亡遂南走渡河遇醫者王翁（通鑑作李浩）妻以女使業醫後仕元世祖官至昭文館大學士卒時年八十餘追封魏國公謚文正

羅天益曰癸丑歳竇子聲先生隨駕在瓜忽都田地裏住

冬，與先生講論，因視見流注指要賦及補瀉法，用之多效。衛生寶鑑

熊均曰：竇傑，字漢卿，古肥人，官至太師，以醫學顯於世，得鍼灸法，遂著鍼經指南。

高武曰：鍼經指南，古肥竇漢卿所撰，首標幽賦，次定八穴指法及叶蟄宮圖，頗於素問有不合者。

徐春甫曰：竇太師鍼灸，一名鍼灸指南，名傑，字漢卿，為金太師。

錢曾曰：太師鍼灸一卷，竇太師鍼灸傳一發源王鏡澤，一百二十八法錄于成辛丑夏五月，藏書家未見有此本也。

王氏開重註標幽賦

佚

金華府志曰：王鏡澤名開，字啓元，蘭谿人。家貧好讀書，不遇於時，遂肆力醫道，遊大都，竇太師漢卿之門二十餘年，悉傳其術以歸。竇公囑之曰：傳吾術以濟人，使人無病，即君之報我也。遇人有疾，輒施鍼砭，無不立愈。至元初，領揚州教授，以母老辭。所著有重註標幽賦傳於世。子國瑞，孫廷玉，曾孫宗澤，皆克世其業云。

祝氏定註竇太師標幽賦

佚

處州府志曰：祝定字伯靜，麗水人，以醫術鳴，洪武初，授本府醫學提舉，轉正科，註竇太師標幽賦，設醫學咸宗之。

竇文貞公六十六穴流注秘訣

醫藏目録一卷

未見

子午流注

一卷

未見

注銅人鍼經密語

一卷

佚

王氏開增注鍼經密語

一卷

佚

見瓊序曰、皇元時、竇文貞公得丘長生之傳、大顯于中朝、而四方咸宗之、且推其所得、述標幽二賦行于世、後注銅人鍼經密語一卷、未成而没、其徒有蘭溪王鏡潭及其子瑞菴者、增注而成之、則三百六十五穴之分、不可有一過不及之差、淵乎微哉、一日瑞菴挾之、訪予叟山、求序以冠其端、予讀之累日、爲之嘆曰、嗟乎鍼爲醫之一耳、而書之浩繁、有不可勝窮者，皆非所以為密也。夫觀室而不覩其密，則未造乎室；適道而不求其密，則未造乎道。補注密語，其用鍼之窔奧乎。然其書閟而未廣也。鏡潭文子因文貞公之注，復詳之于後，則所謂密語者，既顯而不得閟矣。學者獲從而攻之，則知其所慎，而見于活（治）人者，足以冀夫十全之效，而無悮也已。故不辭而書其說云。清江文集

忽氏公泰 金蘭循經取穴圖解

讀書敏求記一卷

未見

高武曰：金蘭循經，元翰林學士忽泰必列所著，其子光濟詮證。

次大德癸卯，平江郡文學嚴陵邵文龍為之序，首繪藏府前後二圖，中述手足三陰三陽走屬，繼取十四經絡流注，各為註釋，列圖於後，傳之北方，自恒山董氏鋟梓，吳門傳者始廣。自滑氏註十四經發揮，而人始嫌其簡略矣。

錢曾曰：忽先生名公泰，字吉甫，元翰林集賢直學士中順大夫。是書與素問若合符節，大德癸卯，刊於吳門，圖長尺有四，折爲裝潢之，他書未有也。

亡名氏節要

一卷

存

鍼經摘英集

一卷

存

按右二種收在于濟生拔粹、

何氏若愚流注指微賦

一卷

存

四庫全書提要曰流注指微賦一卷元何若愚撰若愚爵里未詳原註有云指微論三卷亦是何公所作探經絡之賾原鍼灸之理明營衛之清濁別孔穴之部分然未廣傳於世於

內自取義以成此賦，則若愚先著指微論，又自約其義爲此賦，便記誦也。今指微論不傳，惟此賦載永樂大典中。

按此賦載在子午流注鍼經卷首，題云南唐何若愚撰，常山閻明廣註。考賦中有范九思療咽於江見聞見言，希之語，蓋范宋嘉祐中人，然則此非南唐人所撰者，提要以爲元人，當又有所據。

流注指微論

四庫全書提要三卷

未見

子午流注鍼經

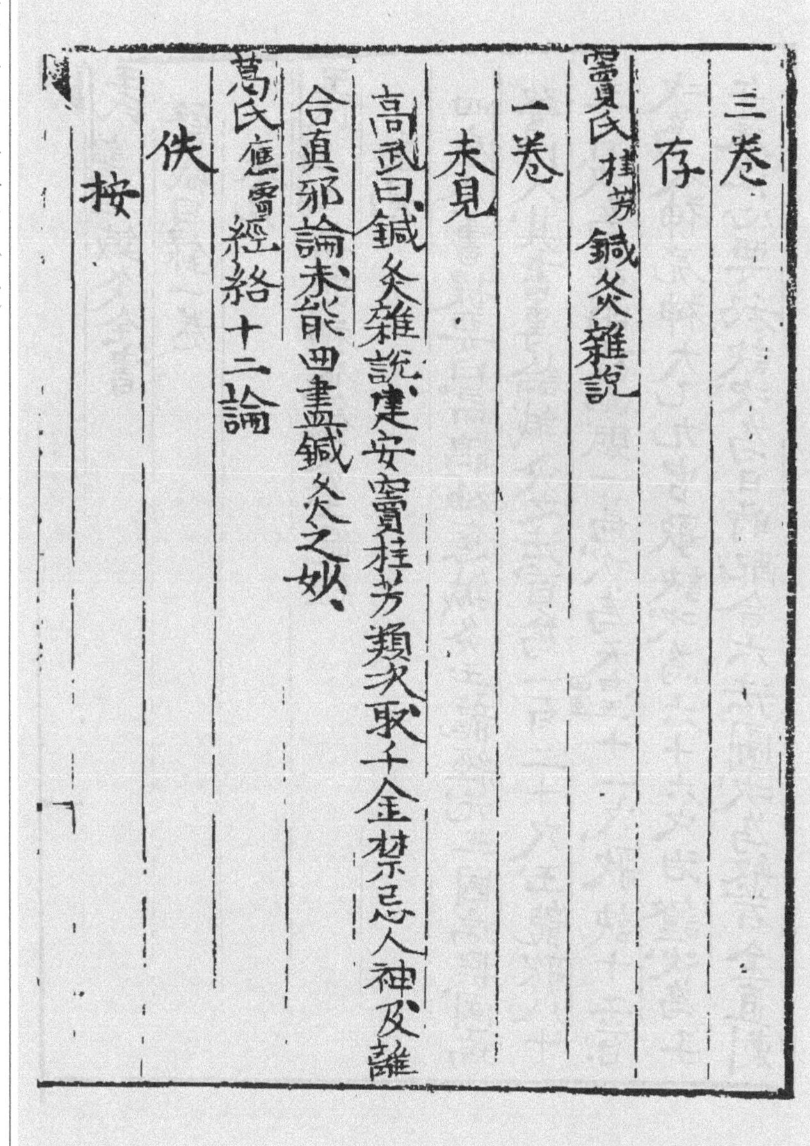

三卷

存

竇氏桂芳鍼灸雜説

一卷

未見

高武曰：鍼灸雜説，建安竇桂芳類次，取千金禁忌人神及離合真邪論，未能曲盡鍼灸之妙。

葛氏應醫經絡十二論

佚

按

王氏鏡潭鍼灸全書

醫藏目録一卷

未見

王氏國瑞扁鵲神應鍼灸玉龍經

未見

四庫全書提要曰扁鵲神應鍼灸玉龍經元王國瑞撰國瑞婺源人其書專論鍼灸之法首爲一百二十穴玉龍歌八十五首次爲註解標幽賦一篇次爲天星十一穴歌訣十二首次爲人神尻神太乙九宮歌訣次爲六十六穴治證次爲子午流注心要秘訣次爲日時配合六法圖次爲盤石金直刺

秘傳、次又附以鍼灸歌及雜錄切要、後有天歷二年國瑞弟子周仲良序、稱託名扁鵲者、重其道而神之、其中名目頗涉鄙俚、文義亦多淺近、不出方技家之鄙習、而專門之學、具有授受、剖析簡要、循覽易明、非精於斯事者、亦不能言之切當若是也、

滑氏壽十四經發揮

醫藏目錄三卷

存

自序曰、人為血氣之屬、飲食起居節宣微爽、不能無疾、疾之感人、或內或外、或小或大、為是動、為所以生病、咸不出五藏

六府、并手足陰陽、聖賢者興、思有以治之、於是而入者、於是而出之也。上古治病、湯液醪醴為甚少、其有疾、率取夫空穴經隧之所統繫、視夫邪之所中、為陰為陽、而灸刺之、以驅去其所苦、觀內經所載服餌之法纔一二、為灸者四三、其它則明鍼刺、無慮十八九、鍼之功其大矣、厥後方藥之說肆行、鍼道遂寢不講、灸法亦僅而獲存、鍼道微而經絡為之不明、經絡不明、則不知邪之所在、求法之動中機會、必捷如響、亦難矣、若昔軒轅氏岐伯氏斤斤問答、明經絡之始末、相孔穴之分寸、探幽摘邃、布在方冊、亦欲使天下之為治者、視天下之疾、有以究其七情六淫之所自、及有以察夫某為某經之陷下也某為某經之虛若實可補寫也某為某經之表裏可汗可下也鍼之灸之藥之餌之無施不可俾免夫頻蹙呻吟抑已備矣遠古之書淵乎深哉於初學或未易也乃以靈樞經本輸篇素問骨空等論裒而集之得經十二任督脈云行腹背者二其隧穴之周於身者六百五十有七攷其陰陽之所以往來推其骨空之所以駐會圖章訓釋綴以韻語釐為三卷目之曰十四經發揮庶幾乎發前人之萬一且以示初學者於是而出入之嚮方也烏乎攷圖以窮其源因文以求其義尚不戾前人之心後之君子察其勤而正其不逮是所望也

至正初元閏月六日許昌滑壽自序

呂復序曰：觀文於天者，非宿度無以稽七政之行；察理於地者，非經水無以別九圍之域。矧夫人身而不明經脉，又烏知營衛之所統哉？此内經靈樞之所由作也。竊嘗攷之，人爲天地之心，三材蓋一氣也。經脉十二，以應經水；孫絡三百六十有五，以應周天之度；氣血稱是，以應周期之日。宜乎營氣之營於人身，晝夜環周，軼天旋之度四十有九。或謂衛氣不循其經，殆以晝行諸陽，夜行諸陰之異，未始相從，而未嘗相離也。夫日星雖殊，所以麗乎天者，皆陽燡之昭著也；河海雖殊，所以行乎地中者，寔一水之流行也；經絡雖交相貫屬，所以周於人身者，一榮氣也。噫！七政失度，則災眚見焉；經水失道，則洚潦作焉，經脉失常，則所生是動之疾由是而成焉。以故用鍼石者，必明俞穴，審闔闢，因以虚實，以補瀉之。此經脉本輸之旨，尤當究心。靈樞世無註本，學者病焉。許昌滑君伯仁父嘗著十四經發揮，專疏手足三陰三陽及任督也。觀其圖章訓釋，綱舉目張，足以為學者出入嚮方，寔醫門之司南也。既成，將鋟梓以傳，徵余叙其所作之意。余不敢辭，書三材一氣之說以歸之。若别經絡筋骨度之屬，則此不暇備論也。時至正甲辰中秋日，四明呂復養生主書于票騎山之樵舍。

宋濂序曰：人具九藏之形，而氣血之運，必有以疏載之，其流注則曰歷，曰循，曰經，曰至，曰抵，其交際則曰會，曰過，曰行，曰逆者蓋有所謂十二經焉十二經者左右手足各備陰陽者三陰右而陽左也陽順布而陰逆施也以三陽言之則太陽少陽陽明陽既有太少矣而又有陽明者何取兩陽合明之義也以三陰言之則太陰少陰厥陰陰既有太少矣而又有厥陰者何取兩陰交盡之義也非徒經之有十二也而又有所謂孫絡者焉孫絡之數三百六十有五所以附經而行周流而不息也至若陰陽維蹻衝帶六脈固皆有所繫屬而唯督任二經則包乎腹背而有專穴諸經滿而溢者此則受之初不可謂非常經而忽略焉法宜與諸經並論通考其隧穴六百五十有七者而施治功則醫之神秘盡矣蓋古之聖人

契乎至靈，洞視無隱，故能審系脈之真，原虛實之變，建名立號，使人識而治之。雖後世，屡至抉膜導筵，驗幽索隱，卒不能越其範圍，聖功之不再，一至是乎。由此而觀，學醫道者，不可不明乎經絡，經絡不明，而欲治夫疾疢，猶習射而不操弓矢，其不能也決矣。濂之友滑君，深有所見於此，以內經骨空諸論及靈樞本輸篇所述經脈，辭旨簡嚴，讀者未易即解，於是訓其字義，釋其名物，疏其本旨，正其句讀，釐為三卷，名曰十四經發揮，復慮隧穴之名，難於記憶，聯成韻語，附於各經之後，其有功於斯世也，不亦遠哉。世之著醫書者，日新月盛，非不繁且多也。漢之時，僅七家耳，唐則增為六十四，至宋遂至一百七十又九其發明方藥豈無其人然以內經為本而弗之雜者抑何其鮮也若金之張元素劉完素張從正李杲四家其立言垂範殆或庶幾者乎今吾滑君起而繼之凡四家微辭秘旨靡不貫通發揮之作必將與其書並傳無疑也嗚呼橐籥一身之氣機以補以瀉以成十全之功者其唯鍼砭之法乎若不明於諸經而誤施之則不假鋒刃而戕賊人矣可不懼哉縱諉曰九鍼之法傳之者蓋鮮苟以湯液言之亦必明於何經中邪然後注何劑而治之奈何粗工絕弗之講也滑君此書豈非醫途之輿梁也歟濂故特為序之以傳非深知滑君者未必不以其言為過情也滑君名壽字伯仁許

昌人。自號為攖寧生。博通經史諸家言，為文辭溫雅有法。而尤深於醫。江南諸醫未能或之先也。所著又有素問鈔、難經本義行于世。難經本義雲林危先生素嘗為之序，云：翰林學士亞中大夫知制誥兼修國史金華宋濂謹序。

朱右曰：攖寧生傳鍼法於東平高洞陽，得其開闔流注、方圓補瀉之道，又究夫十二經走會屬絡流輸交別之要。至若陰陽維蹻衝帶六脈，雖皆有繫屬，而惟督任二經則苞乎腹背，而有專穴。諸經滿而溢者，此則受之，宜與十二經並論。乃取內經骨空諸論及靈樞本輸篇所述經脈，著十四經發揮。醫史

張氏 權 十四經發揮合纂

十六卷

存

陳氏曾慶安書

十卷

未見

神應經

一卷

存

寧獻王序曰昔在大朴之世未有藥物獨用砭焫之道活生民於掌握此醫道之大者也予喜其無藥物攻咀之勞而能

田生於指下可謂易矣乃求其術於醫者久而得之者十有餘家獨宏綱乃遇信卿席真人所授之術故其補瀉折量之法其口訣指下之妙與世醫之所不同出於人者見於此也其徒二十四人獨劉瑾得其指下之秘故能繼宏綱之術而無墜也予謂汗將雖神使之補復莫若一錐之能良藥雖衆至於劫病莫若一針之捷藥以氣味而達之故其宣利經絡也遲鍼以剽劆而取之故其疏通血脈也速況加以氷臺灼以神燈助其直陽逐其陰邪而元氣充矣奚何病之有哉若人遇夜或在路倘有微恙藥不可得也惟砭焫之術可以應倉卒之用士之於世欲治生者不可不知予故愛而學之乃

命醫士劉瑾重校其師宏綱所傳廣愛書十卷，予止取其穴之切于用者為一卷，更其名曰神應經，內五百四十八證，計二百一十一穴。又擇其劉瑾之經驗者六十四證，計一百四十五穴，纂為一冊，目曰神應秘要。而以此心推之於衆庶，不負宏綱廣愛之作也。此書世所未有，用傳於世。今命刊行，以紀於首章云。時在洪熙乙巳四月二十一日書。

四庫全書提要曰：神應經一卷，明陳會撰，劉瑾補輯。會字善同，補宏綱先生。瑾字永懷，號恒菴，均不知何許人。瑾所附論皆冠以臣字，亦不知何時進御本也。案閹官劉瑾，武宗時流毒海內，終以謀逆伏誅，斷無人肯襲其姓名者，此書當在正德前矣所論皆鍼灸之法有歌訣有圖有訣傳寫譌謬不甚可據前有宗脈圖一頁稱梓桑君席宏達九傳至席華叔十傳在席信卿十一傳至會傳二十四人嫡傳者二人一曰康叔達一即瑾也又有席宏達誓詞謂傳道者必盟天歃血立誓以傳當於宗派圖下註其姓名如或妄傳非人私相付度陰有天刑明有陽譴云是道家野談耳

按提要說欠詳蓋似未見寧獻王序者獻王序舊不題名有咸躋壽域印記并花押與其所著乾坤生意活人心序所識同即知是書劉瑾因獻王之命就陳會廣愛書節抄爲編

楊氏珣鍼灸詳說

明史二卷

存

鍼灸集書

二卷

存

自序曰嵗在壬申都察院右副都御史古并耿公奉命來鎮關陜便宜行事政暇集珣謂曰用藥必先明脉理針灸在乎知穴法此醫道之當然脉理穴法雖在人身而其治法具載於方書用之者要當察真體之切庶不失位而悮人也一或

訛舛、則脉理不明、孔穴不真、用藥針灸、徒為人害、欲疾之瘳者難矣、嘗觀素問有云、小針之要、易陳而難入、斯言至矣、而東嘉王叔權資生經固詳、其間於十二經絡中穴、有列於正側偃伏之下者、使學者罔知經分、知予由太醫院出、親炙當代名人、博覽群籍、必得其旨要、嘗著傷寒撮要等書、已行于世、予何不詳考諸說、立成經絡起止、繪圖分注腧穴、各歸所屬經分類而集之、不惟使後學者有所持循、而濟世利人之功、亦莫大於此也、珣既承教、不敢固辭、乃取素問銅人諸書、參互考訂、分為經絡起止、灌注交會、腧穴寸數、度量取穴之法、與夫鍼灸、補瀉、治病、腧穴次韻括訣、悉類而集之於正側偃伏所載之穴各附本經兼督任二脈之穴繪於圖像舉始見終觀者了然心目集為一帙凡二卷名之曰鍼灸集書呈纂間公被召還朝乙亥公復鎮陝右詢遂具錄以呈公乃披而喜曰子之集此書深契前賢之心亦　發其蘊奧又且大簡明易於檢閱誠有益於世也於是始稟命工鋟梓以傳欲人之獲覩是書資之而有以全其生焉其用心亦仁矣詢俱愧聞見之不廣採取之未備凡我同志覽其訛缺詳加訂正庶幾脈理穴法而無妄舉臆度之失濟世衛生不無小補云書成因紀述作之意於卷端云

鍼灸撮要穴法

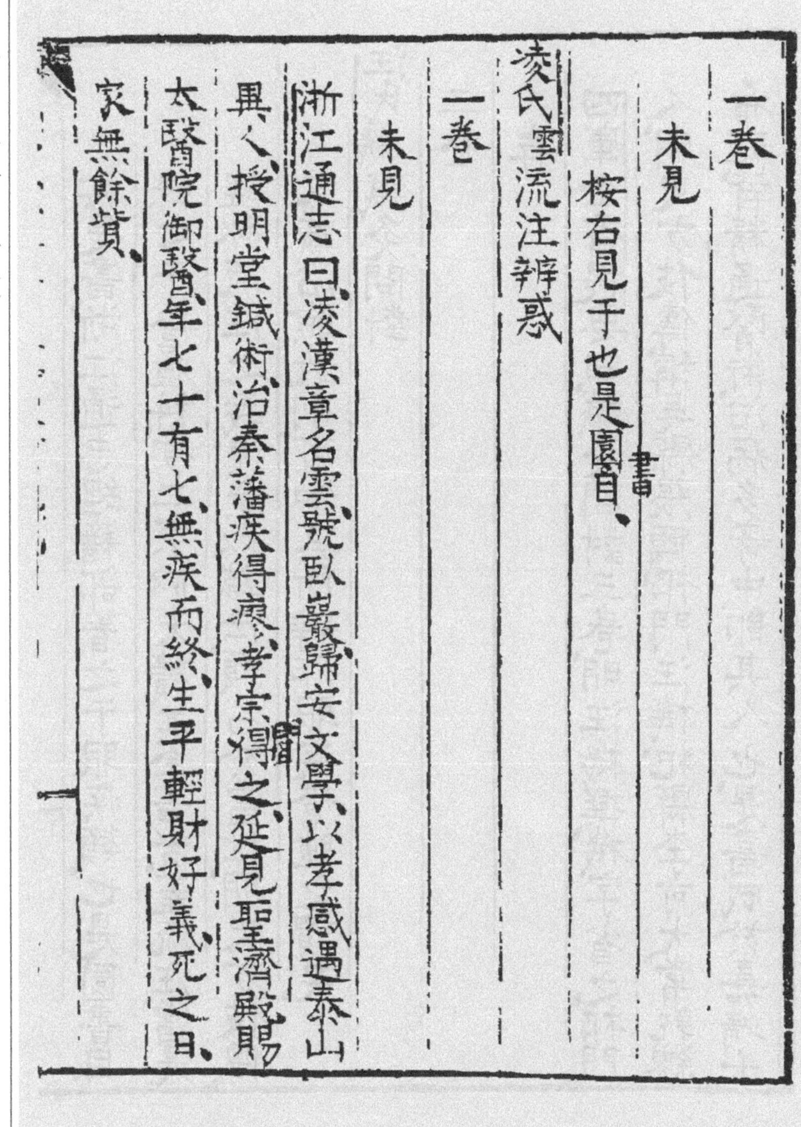
一卷

未見

桉右見于也是園書目

凌氏雲流注辨惑

一卷

未見

浙江通志曰凌漢章名雲號臥巖歸安文學以孝感遇泰山異人授明堂鍼術治秦藩疾得瘳孝宗聞得之延見聖濟殿賜太醫院御醫年七十有七無疾而終生平輕財好義死之日家無餘貲

按是書浙江通志經籍部著之于眼疾類也是園書目録之于瘡腫科考二家似未讀其全書者蓋流注當是經脉流注之義漢章以鍼法顯名於當世明史方伎傳又載治驗數則可知其所辨非眼疾瘡腫之謂矣

汪氏機鍼灸問對

三卷

存

四庫全書提要曰鍼灸問對三卷明汪機撰機字省之祁門人明史方伎傳稱吳縣張頤祁門汪機杞縣李可大常熟繆希雍皆精通醫術治病多奇中即其人也是書成於嘉靖壬

辰，前有程鏸序，上中二卷論鍼法，下卷論灸法，及經絡穴道，皆取靈樞素問難經甲乙經及諸家鍼灸之書，條析其說，設爲問答，以發明其義，措語頗爲簡明，其論鍼能治有餘之病，不能治不足之病，詳辨内經虚補實瀉之說，爲指虚邪實邪，非指病體之虚實，又論古人充實病中於外，故鍼灸有功，今人虚耗，病多在内，鍼灸不如湯液，又論誤鍼誤灸之害，與巧立名目之謬，皆術家所諱不肯言者，其說尤爲篤實，考石山醫案，凡所療之證，皆以藥餌攻補，無僅用鍼灸奏功者，蓋惟深知其利病，故不妄施，所由與務奇技者異也，

高氏武鍼灸節要

三卷

存

四庫全書提要曰：鍼灸節要三卷，明高武撰。是書以難經、素問爲主，難經首取行鍼補瀉，次取井滎俞經合，次及經脉；素問首九鍼，次補瀉，次諸法，次病刺，次經脉空穴。俱顛倒後先，於經文多割裂。

鄞縣志曰：高武號梅孤，負奇好讀書，凡天文、律呂、兵法、騎射無不閑習。嘉靖中武舉，北上，因歷覽塞垣，以策干當路，不用，遂棄歸。所言乾象無不騐。晚乃專精于醫，治人無不立起。嘗慨近時鍼灸多誤，手鑄銅人三，男、婦、童子各一，以試其穴，推

之人身所驗不爽毫髮所著射學指南律呂辨痘疹正宗鍼灸聚英發揮直指各三十卷行於世

鍼灸聚英發揮

八卷

存

引曰扁鵲有言疾在腠理熨焫之所及在血脈鍼石之所及其在腸胃酒醪之所及是鍼灸藥三者得兼而後可與言醫可與言醫者斯周官之十全者也曩武謬以活人之術止於藥故業鍼與灸而莫之講每遇傷熱入血室閃挫諸疾非藥餌所能愈而必俟夫刺者則束手無策自愧技究因悟治病

猶對壘攻守奇正量敵而應者將之良鍼灸藥因病而施者醫之良也思得師指而艱其人求之遠近以鍼鳴者各出編集標幽三龍肘后流注神應等書其於無鍼補瀉尚戾越人從衛取氣從榮置氣之説復取素難而研精之旁究諸家又知素難為醫之鼻祖猶易為揲蓍求卦之原諸家醫流如以錢擲甲子起卦公陳玄武騰蛇龍虎斷吉凶似易而亂易也後世鍼灸亦若是爾嗚呼不溯其原則昧夫古人立法之善故嘗集節要一書矣不究其流則不知後世變法之弊此聚英之所以纂也安故狃近者猶曰易窮則變變則通通則久是以詩變而騷君子取之郡縣者封建之變祖庸者井田

之變後人因之固足以經國治世矣怪於鍼灸之變法哉奚是古非今為哉豈知封建井田變而卒莫如周之延祚八百鍼灸變而卒莫如古之能收功十全如使弊法而可因則彼放蕩踰閑者可以為禮以之安上治民妖淫愁怨者可以為樂以之移風易俗哉夫易謂窮斯變通久素難者垂之萬世而無弊不可謂窮不容於變而自通且久也周子謂不復古禮不變今樂而欲至治者遠矣然則不學古醫不變今俗而欲收十全之功者未之有也茲續編諸家而折衷以素難之旨夫然後前人之法今時之弊司命者知所去取矣時嘉靖丙午冬十二月吉日四明梅孤高武識

四庫全書提要曰鍼灸聚英四卷明高武撰武始末未詳是書以經絡穴法類聚爲一卷各病取穴治法爲一卷諸論鍼灸法爲一卷各歌賦爲一卷凡諸書與素問難經異同者取其同而論其異故以聚英名書其所蒐採惟銅人明堂子午及竇氏流注等書餘皆不録

按此書原八卷提要以爲四卷者唯據其凡例所言未熟讀全書故致誤耳

鍼灸大成

四卷

未見

按右見于浙江通志經籍類

沈氏子禄經脉分野

佚

徐氏師魯經絡全書

二卷

佚

自序曰嘉靖末年余友沈君承之手一編見示曰此予所述經脉分野也予深於醫者幸為我訂而序之予謝不能沈君祈請再三徃復不置乃應曰諾予時方註禮記未有以應也已而沈君從計偕士之京師居歲餘竟無所遇而還鬱々不

得志遂廢以死父之禮註晚業乃受書而卒業焉其書自巔
放趾條析分明一本內經及諸太家之說而時參以己見可
謂博洽君子稱名家矣惜其引證繁複補益太過則其見託
訂正之意良非虛也昔吳季子挂劍於徐君之墓曰吾已心
許之矣況於口諸者乎竊惟先君發學斯道洞究太旨予不
肖弗克纘承先緒改而從儒儒幸晚成猶及先君之存旦夕
過庭每口授內經諸家之論以為邪客諸脈狹疾乃生所謂
脈者非獨寸關尺之謂也蓋脈之在人身也有經有絡有筋
而經有常奇絡有大小又各有直有支有正有別有正別諸
陰之別皆為正而筋亦有直有支有別其傳注之所曰端曰

俞曰上曰下曰内曰外曰前曰後曰中曰間曰側曰交曰會傳注之名曰上曰下曰出曰入曰徑曰直曰横曰邪曰起曰從曰及曰循曰歷曰注曰行曰走曰之曰去曰乘曰過曰還曰絡曰繞曰繫曰屬曰結曰合曰交曰貫曰布曰散曰至曰抵曰並曰挾曰别曰約曰究曰兼以别表裏以分虚實以明營衛以測傳變以辨補瀉以審汗下以决死生皆於是乎取之彼寸關尺者特以候之而已鍼石灼艾固以此爲要而湯液丸散亦必藉焉苟不先尋經絡而茫然施治烏能中其肯綮而收萬全之功哉其説蓋與沈君合固知此道淵微唯精研者乃相契也爰乘稍暇爲之删校復述樞要以續斯編更

名曰經絡全書、以酬沈君見託之意、以纘先君不傳之緒、以裨後學搜括之勤、雖間與沈君異同、要不失為忠臣矣、死者如可作也、吾將質之、萬曆四年丙子、五月望日、吳江徐師魯序、

尤氏乘重輯經絡全書

二卷

存

凡例曰、醫學之道、以洞視臟府為貴、非扁鵲有神授也、軒岐之書、皆所以教人洞視者、後人竟忽焉、而莫能察、其不至貫人也幾希、所幸沈承之先生、編為經脈分野、而臟府咸得以

洞視矣，惜其書迄今將二百年，未壽諸梓，雖有傳寫，故得其益者尚寡，茲刻之所以不容已也。

一沈君之書，已經伯鲁先生為訂正矣，伯鲁以為引證繁複，故爰加刪校，予得是編，竊心喜而朝夕讀之，是以知其尚未備也，因僭加補訂，亦經三易稿矣，不謂戊辰冬聞有吳君瞻者，隱於西郊，予慕往就教焉，見予手訂，則曰非沈君之原本乎，乃出其姻親顧君所增訂者示予，予不勝擊節，先得吾心之所同然，抑又幸也，由是採以所遺，廣以未備，辨以訛，刪以複，庶可稱全書，洵為不易之典也。

一伯鲁刪校之後，復續以經絡樞要，因名曰經絡全書，似可謂盡善矣，然藏府經絡及筋，有正有別，有直有支之顛，悉加詳註，不厭重複，務使讀者無遺憾矣。

吳氏嘉言鍼灸原樞

二卷

存

嚴州府志曰：吳嘉言，分水人，世以醫名，盡得素、難等書玄妙，當道重之，授太醫院吏目，有當世名醫之譽。禮部尚書潘晟祭酒余有丁皆有贊贈，所著有醫學統宗、鍼灸原樞等書，行於世。子學易，亦以醫知名，後任雷州吏目。

徐氏廷璋活人妙法鍼經

二卷

李氏時珍奇經八脈考

明志一卷

存

顧問序曰，奇經八脈考者，李君瀕湖所撰，輯以活人者也。經有正有奇，獨考奇者，奇經人所略，故致詳焉。并病源治法，靡不條具。君指諸掌，豈惟醫學有賴，玄修之士亦因以見身中造化真機矣。用心之勤如此，何其仁哉。瀕湖世儒，兼以醫鳴，一門父子兄弟，富有著述，此特見一斑耳。問不佞嘗推其直諒多聞之益，因僭識卷端，以告後之君子。明萬曆丁丑小暑日，同里日岩顧問頓首書。

四庫全書提要曰：奇經八脈考一卷，明李時珍撰。其書謂人身經脈有正有奇，手三陰三陽、足三陰三陽為十二正經，陰維陽維、陰蹻陽蹻、衝任督帶為八奇經。正經人所共知，奇經醫所易忽，故特評其病源治法，並參考諸家之說，薈粹成編，其原委精詳，經緯貫徹，洵辨脈者所不可廢。又創為氣口九道脈圖，暢發內經之旨，而詳其診法，有能闡前人未洩之秘。考明初滑壽嘗撰十四經發揮一卷，於十二經外益以任督二脈，舊附刊薛己醫案之首。案薛己醫案凡二本，其一本不載此書。醫家據為繩墨。時珍此書，更加精核，然皆根據靈樞素問，以究其委曲而得其端緒，此以知徵實之學，由於考證，遞推遞密，雖一技亦然矣。

徐氏鳳鍼灸大全醫藏目錄作鍼灸捷法通行，李作鍼灸捷法大全

明志七卷，醫藏目錄作六卷。

存

楊氏濟時衛生鍼灸玄機秘要

三卷

未見

王國光序曰：三衢楊子繼洲，幼業舉子，博學績文，一再厄於有司，遂棄其業，業醫，醫固其世家也，祖父官太醫，授有真秘，

纂修集驗醫方進呈，上命鋟行天下，且多蓄貯古醫家抄籍。楊子取而讀之，積有歲年，寒暑不輟，倬然有悟，復慮諸家書弗會於一，乃參合指歸，彙同攷異，手自編摩，凡鍼藥調攝之法，分圖析類，爲天地人卷，題曰玄機秘要，誠稽此而醫道指掌矣。世宗朝命太宗伯試異，選侍內廷，功績懋著，而人以疾病疕瘍造者，應手奏效，聲名籍甚。會在朝善楊子，究其自出是編，諸公嘉之，乃壽諸梓，以惠後學，請序於余。素亦知楊子云儒業兼業醫，今果能以醫道併相功，益信儒道之通於醫也。是編出而醫道其指南焉，神明在人，壽域咸濟，諸公之仁溥矣遠矣，是爲序。

靳賢曰：玄機秘要，三衢繼洲楊濟時家傳著集，鍼灸大成。

鍼灸大成

十卷

存

趙文炳序曰：醫關民命，其道尚矣。顧古之名醫，率先鍼砭而黃岐問難，於此利為獨詳，精其術者，立起沉痾，見効捷於藥餌。邇來鍼法絕傳，殊為可惜。余承乏三晉，位時多事，羣小負嵎，萬姓倒懸，目擊民艱，弗克匡濟，由是憤鬱於中，遂成痿痺之疾，醫人接踵，日試丸劑，莫能奏効，乃於都門延名鍼楊繼洲者至，則三鍼而愈，隨出家傳秘要以觀，乃知術之有所本也將付之梓人猶以諸家未備復廣求群書若神應経古今醫統乾坤生意醫學入門醫経小學鍼灸　鍼灸聚英鍼灸捷要小兒按摩凡有關於鍼灸者採集之更考素問難経以為宗主鍼法綱目備載之矣且令能匠於太醫院肖刻銅人像詳著其穴並刻画圖令學者便覽而易知焉余有憂於時事愧無寸補恨蚤年不攻是業及能濟人利物也因刻是書傳播海內必有仁人君子誦而習之精其術以壽斯民者是為序時萬曆辛丑桂月吉日巡按山西監察御史燕趙含章趙文炳書

四庫全書提要曰鍼灸大全十卷明楊繼洲編繼洲萬曆中

醫官，里貫未詳，攄其刊版於平陽，似即平陽人也。是書前有巡按山西御史趙文炳序，稱文炳得痿痺疾，繼洲鍼之而愈，因取其家傳《衛生鍼灸玄機秘要》一書，補輯刊刻，易以今名。本朝順治丁酉，平陽府知府李月桂以舊版殘闕，復為補綴。其書以《素問》《難經》為主，又肖銅人像，繪圖立說，亦頗詳賅，惟議論過於繁冗。

吳氏崐《鍼方六集》

六卷

存

自序曰：良醫者，非人司命任，不啻與九豎爭晶，然必鍼藥並詣其極，始為無忝。隆古聖神，既嘗百草而示人以藥，依倣九鍼而喻人以刺，亦以人命至重，拯救之術不得不詳且悉也。正統中，聖慮宋製銅人日久漫滅，命復範銅為之，建諸醫局，式廣教詔，又鑱石圖經，序由御制，聖心之保民也弘矣，其所望於醫者至矣。語曰：不鍼不神，不灸不良。良有以也。近世刀圭之徒，才能不及中庸，分科療病，更不講求神良精蘊者，萬夫一轍，無亦法然，無方探之，猶幽望洋爾。崐自束髮脩儒，游心靈素，諸家炳鍼經，皆時討究，蓋未及壯年，負笈萬里，虛衷抱面，不減七十二師，念在取善，發憤不謂一味非律，一簣非山故也。時以所授鍼方對證施治，種種神驗，然窮其所以神者，牴牾背馳，阻於頓悟，益之三十餘年，覺以歲積，始破前迷。今樗櫟之年六十有七，視昔考醫方時，年則倍矣。志在公善於人，成斯六集，首神照，次開蒙，次尊經，次旁通，次紛署，次兼羅。其間一得之愚，寔千慮之所聞也。良工之心，獨昔乃今驗之，藉是以翼圖經，豈至自與遊，瞻天朝軫念疲癃，澤同雨露，茲六集者，倘有補於聖政，亦桔槔之助甘霖耳，豈自切哉！所跂望者，一人有慶，壽域同躋，林總萬方，家松齡而人鶴算，參參不餌鍼石，永捐俾池上神工挾術而無所施，則愚敝穴之私慰矣。他尚何求？歲丁巳，海陽程處士標病劇得起，進不肖為醫林長，側弁六集而左，祖烏復捐阿堵，以鳩剞劂，義之紀也。惟

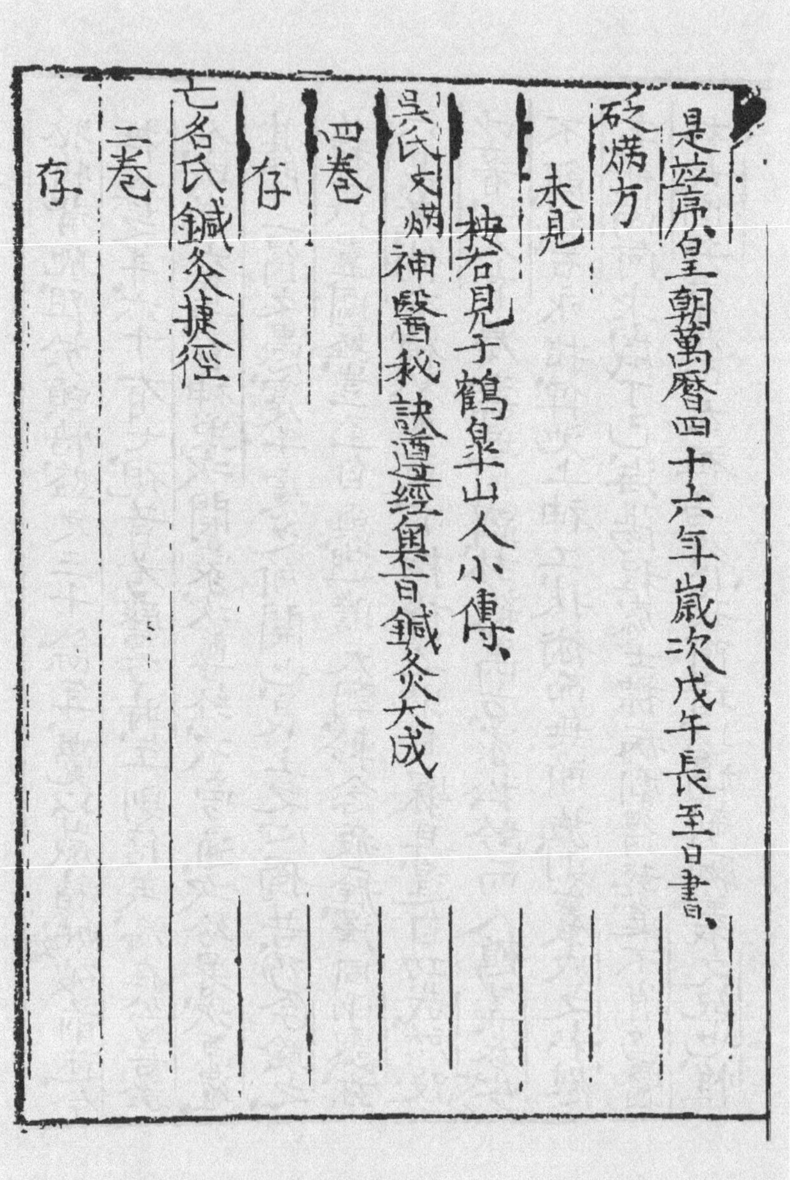

是菴彦皇朝萬曆四十六年歲次戊午長至日書

砭焫方

未見

按右見于鶴臯山人小傳

吳氏丈炳神醫秘訣遵經奥旨鍼灸大成

四巻

存

亡名氏鍼灸捷徑

二巻

存

按

飛騰八法絳雲樓書目作飛騰八法神鍼

醫藏目録卷闕

未見

鍼灸纂要

醫藏目録一卷

未見

鍼學提綱

醫藏目録一卷

未見

南乾鍼灸書
醫藏目録二卷
未見
鍼灸治例
醫藏目録一卷
未見
姚氏良考古鍼灸圖經
未見
吳縣志曰姚良字晋卿宋謚文康爽七世孫明醫所著尚書孔氏傳律呂會元泝源指治方論考古鍼灸圖經

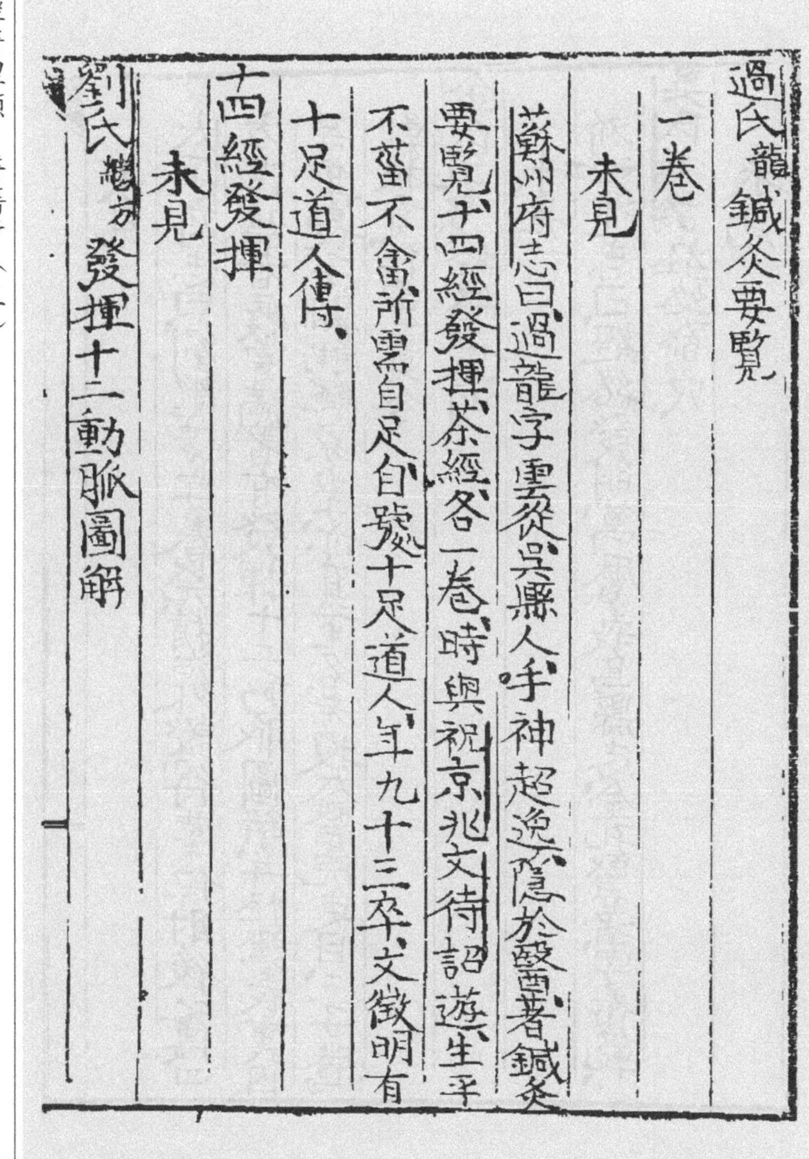

過氏龍鍼灸要覽

一卷

未見

蘇州府志曰過龍字雲從吳縣人丰神超逸隱於醫著鍼灸要覽十四經發揮茶經各一卷時與祝京兆文待詔遊生平不畜不貪所需自足自號十足道人年九十三卒文徵明有十足道人傳

十四經發揮

未見

劉氏瑾發揮十二動脈圖解

未見

太平府志曰：劉繼芳，字春民，充精治外證，得華佗肘後之傳，四方造請者履常滿。著有發揮十二動脈圖解，并怪證表裏因等集。長子翔鯉，繩家學，亦負重名，考授太醫院吏目。二子騰鯉，援貢，任靈寶令。

金氏孔賢經絡發明

未見

浙江通志曰：經絡發明，萬曆義烏縣志，金孔賢著，字希範。

吳氏延齡經絡俞穴

未見

浙江通志曰經絡俞穴歸安縣志吳廷齡著字以石、

黄氏淵鍼經訂驗

未見

按名見于浙江通志經籍類

亡名氏銅人鍼灸方

一卷

未見

鍼灸集成

一卷

未見

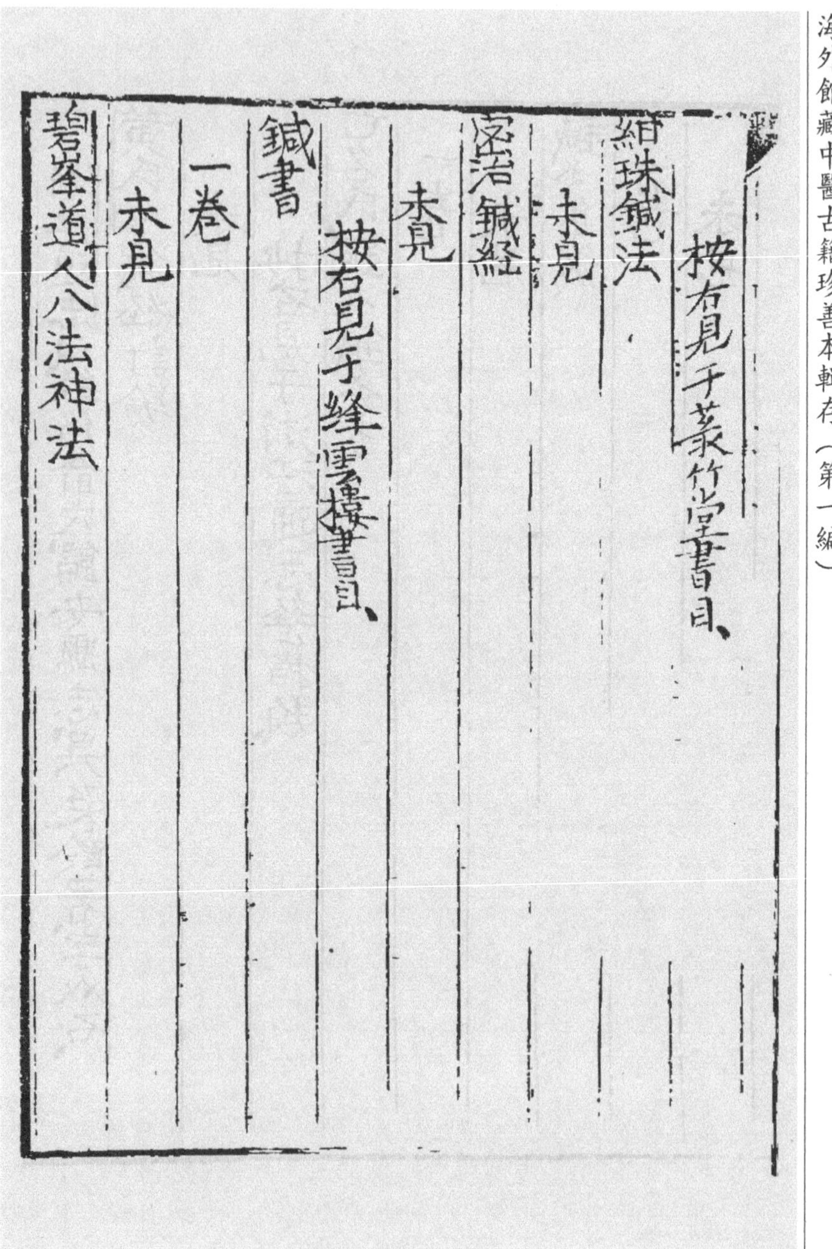

按右見于菉竹堂書目、

紺珠鍼法

未見

密語鍼經

未見

按右見于絳雲樓書目、

鍼書

一卷

未見

碧峯道人八法神法

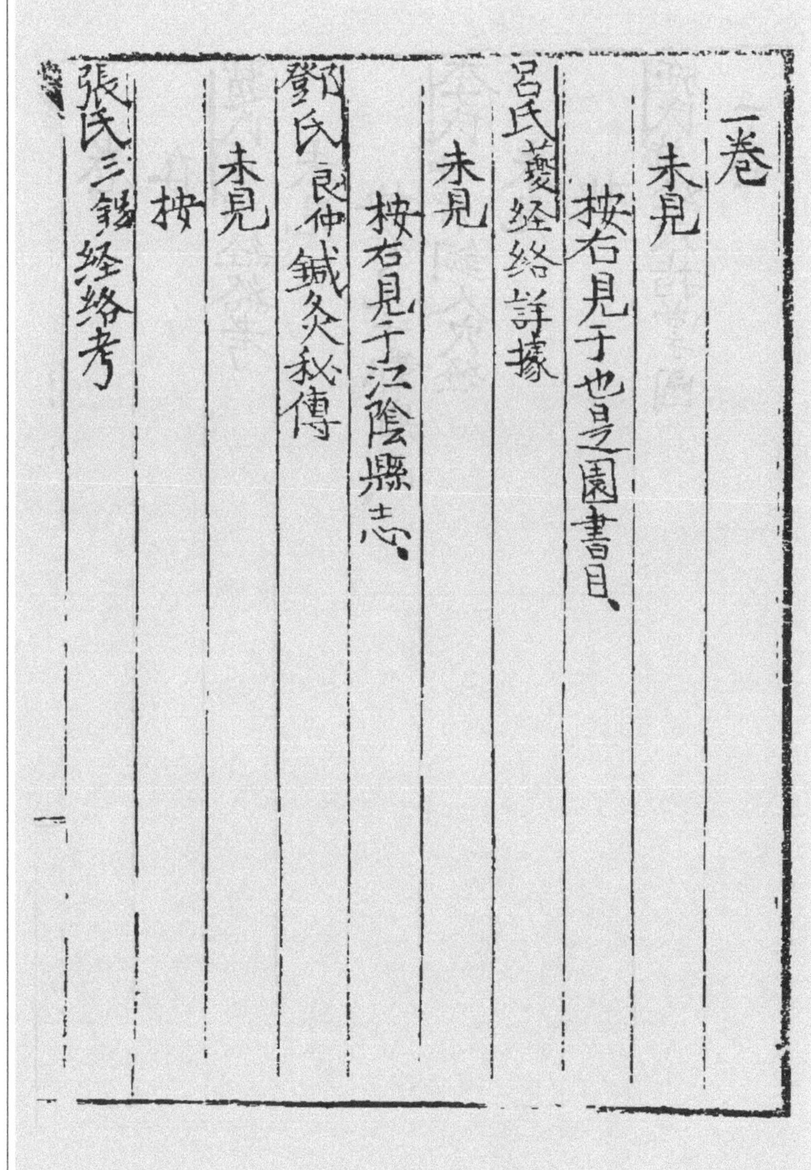

一卷
未見
按右見于也是園書目
呂氏𡨋經絡詳據
未見
按右見于江陰縣志
鄧氏良仲鍼灸秘傳
未見
按
張氏三錫經絡考

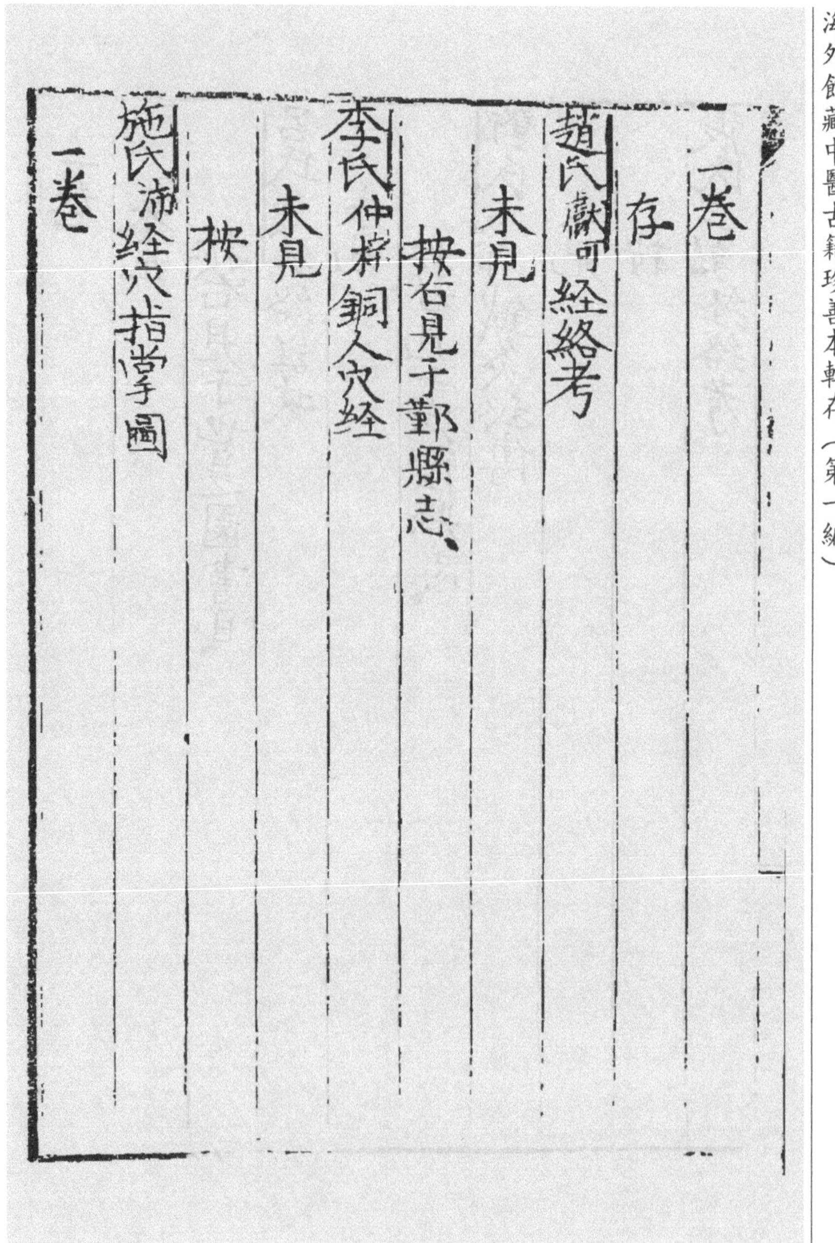

一卷
存
趙氏獻可經絡考
未見
按右見于鄞縣志
李氏仲梓銅人穴經
未見
按
施氏沛經穴指掌圖
一卷

存

凌氏（千一）鍼灸秘要

四卷

未見

大樵山人序曰：粤自神農氏以草木治病，說者謂非大聖人不能。夫以草木治病，猶以身嘗之，而得其性味者。若鍼灸則於何而知？說見五經四子之書者，惟孟子求三年之艾一語耳，而鍼無聞焉。灸之法，今所在皆有，惟鍼不盡傳，即傳亦不得其秘要，深以為慨然。余嘗閱黃帝內經、秦越人難經以下所論鍼灸，最務而尤詳於鍼法，何今能者之寡寥也。迎隨補寫之異其法，男女老幼之異其宜，人各一説，意惟論之者多，故愈煩而無當，人莫知所適從，故愈以失其法歟。雙林凌氏之以鍼灸名舊矣，有千一者，博綜群書，留心濟世，於是棄舉子業業醫，尤精於鍼灸學，著鍼灸秘要四卷，而亦於論鍼爲特詳，別是非，辨疑似，發先聖賢之微言，羅家見而歸於一是。予於醫絶無所知，今讀其書，若自視其掌紋，井井然可數而得。文集

凌氏貞候鍼灸直要

未見

潘耒序曰：海内鍼灸家，獨推雙林凌氏，其先受鍼法於異人，

以治病無不立瘥，遠近數百里趨之若神，傳數世，迄今子孫多世其業，而身俟最為工妙，沈痾風疾愈乎著奇效者，不可勝數，所至冠蓋駢集，黃童白叟擁馬足不得行，歷中原、河北，轉客京師，聲稱籍甚，達於至尊，召入禁中，時時為貴戚治病，可謂至榮，而身俟為人，和易真率，接人無貴賤，終始若一，絕不以遭遇自矜詡，蓋類有道者，余故樂與之遊，間出一編示余曰，鍼灸惟靈樞、素問精言之，自後傳書絕少，吾懼其久而失真也，爰本黃帝、岐伯書，參以諸家，述先世所傳，傳著豈意為集要一書，以示來茲，幸為我序之，嗟夫，鍼灸之妙，正以其不從方書得也，而身俟顧為是乎，雖然大匠不能與人巧，未嘗不與人以規矩，規矩在是，神而明之，存乎其人，今夫斯術之妙，在迎隨消息之間，得之心而應之手，不可以書傳者也，至於經脈俞穴之名狀，鍼之分刺，火之度數，此可以書傳者也，後之人誠能就其可傳者，以深探其不可傳者，因蹄得兔，因筌得魚，書之益顧不大哉。夫禪宗所重，在不立語言文字，而燈燈相繼，猶有傳書，況在於醫，夫所謂方書害醫者，非病書也，病夫執一書而不知合變者也。遂初堂文集

翟氏良經絡彙編

未見

按右見于益都縣志。

汪氏昂經絡歌訣
一卷
存

醫籍考卷二十二

醫籍考卷二十三

東都　丹波元胤紹翁　編

方論一

張仲景傷寒卒病論

新唐志十卷

存

隋志曰：梁有張仲景辨傷寒十卷，亡。

自序曰：論云，余每覽越人入虢之診，望齊侯之色，未嘗不慨然歎其才秀也。怪當今居世之士，曾不留神醫藥，精究方術，上以療君親之疾，下以救貧賤之厄，中以保身長全，以養其

生但競逐榮勢企踵權豪孜孜汲汲惟名利是務崇飾其末
忽棄其本華其外而悴其內皮之不存毛將安附焉卒然遭
邪風之氣嬰非常之疾患及禍至而方震慄降志屈節欽望
巫祝告窮歸天束手受敗賫百年之壽命持至貴之重器委
付凡醫恣其所措咄嗟嗚呼厥身已斃神明消滅變為異物
幽潛重泉徒為啼泣痛夫舉世昏迷莫能覺悟不惜其命若
是輕生彼何榮勢之云哉而進不能愛人知人退不能愛身
知己遇災值禍身居厄地蒙蒙昧昧惷若遊魂哀乎趨世之
士馳競浮華不固根本忘軀徇物危若冰谷至於是也余宗
族素多向餘二百建安紀年以來猶未十稔其死亡者三分

有二傷寒十居其七感往昔之淪喪傷橫夭之莫救乃勤求古訓博采衆方撰用素問九卷八十一難陰陽大論胎臚藥録并平脉辨證為傷寒雜病論合十六卷雖未能盡愈諸病庶可以見病知源若能尋余所集思過半矣夫天布五行以運萬類人稟五常以有五藏經絡府俞陰陽會通玄冥幽微變化難極自非才高識妙豈能探其理致哉上古有神農黃帝岐伯伯高雷公少俞少師仲文中世有長桑扁鵲漢有公乘陽慶及倉公下此以往未之聞也觀今之醫不念思求經旨以演其所知各承家技終始順舊省疾問病務在口給相對斯須便處湯藥按寸不及尺握手不及足人迎趺陽三部

不參動數發息不滿五十短期未知決診九候曾無髣髴明堂闕庭盡不見察所謂窺管而已夫欲視死別生實為難矣孔子云生而知之者上學則亞之多聞博識知之次也余宿尚方術請事斯語漢長沙守南陽張機著

何顒別傳曰同郡張仲景總角造顒謂曰君用思精而韻不高後將為良醫卒如其言顒先識獨覺言無虛發王仲宣年十七嘗遇仲景仲景曰君有病宜服五石湯不治且成門後年三十當眉落仲宣以其貫長也遠不治也後至三十疾果成竟眉落其精如此仲景之方術今傳於世太平御覽

醫林列傳曰張機字仲景南陽人也受業於同郡張伯祖善

於治療，尤精經方，舉孝廉，官至長沙太守，後在京師爲名醫，於當時爲上手，以宗族二百餘口，建安紀年以來，未及十稔，死者三之二，而傷寒居其七，乃著論二十二篇，證外合三百九十七法，一百一十二方，其文辭簡古奥雅，古今治傷寒者，未有能出其外者也，其書爲諸方之祖，時人以爲扁鵲倉公無以加之，故後世稱爲醫聖。

古琴疏曰：張機字仲景，南陽人，受業於張伯祖，精於治療，一日入桐栢山覓藥草，遇一病人求診，仲景曰：子之腕有獸脉，何也？其人以實具對，乃嶧山穴中老猿也，仲景出囊中丸藥，遺之，一服輒愈，明日其人肩一巨木至，曰：此萬年桐也，聊以相報仲景斲為二琴、一曰古猿、一曰萬年。

皇甫謐曰、張仲景見侍中王仲宣時年二十餘、謂曰、君有病、四十當眉落、眉落半年而死、令服五石湯可免。仲宣嫌其言忤、受湯勿服、居三日見仲宣、謂曰、服湯否、仲宣曰、已服、仲景曰、色候固非服湯之診、君何輕命也。仲宣猶不言、後二十年果眉落、後一百八十七日而死、終如其言、甲乙經序

又曰、仲景論廣伊尹湯液為數十卷、用之多驗、近代太醫令王叔和撰次、仲景選論甚精、指事施用、同上

又曰、華佗存精於獨識、仲景垂妙於定方、晉書本傳 釋勸論

高湛曰、王叔和編次、張仲景方論編為三十六卷、大行於世、

太平御覽

葛洪曰、仲景開胸納赤餅、抱朴子

孫思邈曰、江南諸師祕仲景要方、不傳、

孫奇等序曰、夫傷寒論蓋祖述大聖人之意、諸家莫其倫擬、故晉皇甫謐序甲乙鍼經云、伊尹以元聖之才、撰用神農本草、以為湯液、漢張仲景論廣湯液、為十數卷、用之多驗、近世太醫令王叔和撰次仲景遺論甚精、皆可施用、是仲景本伊尹之法、伊尹本神農之經、得不謂祖述大聖人之意乎、張仲景漢書無傳、見名醫錄、云南陽人、名機、仲景乃其字也、舉孝廉、官至長沙太守、始受術於同郡張伯祖、時人言識用精微

過其師所著論其言精而奧其法簡而詳非淺聞寡見者所
能及自仲景于今八百餘年惟王叔和能學之其間如葛洪
陶景胡洽徐之才孫思邈輩非不才也但各自名家而不能
脩明之開寶中節度使高繼沖曾編錄進上其文理舛錯未
嘗考正歷代雖藏之書府亦闕於讎校是使治病之流舉天
下無或知者國家詔儒臣校正醫書臣奇續被其選以為百
病之急無急於傷寒今先校定張仲景傷寒論十卷總二十
二篇證外合三百九十七法除複重定有一百一十二方今
請頒行

朱肱曰華佗指張長沙傷寒論為活人書昔人又以金匱玉

函名之，其重于世如此。然其言雅奧，非精於經絡，不可曉會。

趙希弁曰：仲景傷寒論十卷，漢張仲景述，晋王叔和撰次。按名醫錄云：仲景，南陽人，名機，仲景其字也。舉孝廉，官至長沙太守。以宗族二百餘口，建安紀年以來，未及十稔，死者三之二，而傷寒居其七，乃著論二十二篇，證外合三百九十七法，一百一十三方。善醫者或云：仲景著傷寒論，誠不刊之典，然有大人之病，而無嬰孺之患，有北方之藥，而無南方之治，此其所闕者。蓋陳蔡以南，不用柴胡白虎二湯治傷寒，其言極有理。

陳振孫曰：傷寒論十卷，漢長沙太守南陽張機仲景撰，建安中人，其文辭簡古奥雅，又名傷寒卒病論，凡一百一十二方，古今治傷寒者，未有能出其外也。

嚴器之曰：伊尹以元聖之才，撰成湯液，俾黎庶之疾疚咸遂蠲除，使萬世之生靈悉蒙拯濟，後漢張仲景又廣湯液為傷寒卒病論十數卷，然後醫方大備，兹先聖後聖若合符節，至晉太醫令王叔和，以仲景之書撰次成叙，得為完帙，昔人以仲景方一部為衆方之祖，蓋能繼述先聖之所作，迄今千百餘年不墜於地者，又得王氏闡明之力也。傷寒論十卷，其言精而奥，其法簡而詳，非寡聞淺見所能賾究。

劉完素曰：漢末之魄，有南陽太守張機仲景，恤於生民多被傷寒之疾損害橫夭因而輒考古經以述傷寒卒病方論一十六卷使後之學者有可依據然雖所論未備諸病仍爲道要若能以意推之則思過半矣且所述者衆所習者多故自仲景至今甫僅千歲凡著述醫書過往古者八九倍矣夫三墳之書者大聖人之教也法象天地理合自然本乎大道仲景者亞聖也雖仲景之書未備聖人之教亦幾於聖人文亦玄奧以致今之學者尚爲難矣故今人所習皆近代方論而已但究其末而不求其本況仲景之書復經太醫王叔和撰次遺方唐開寶中節度使高繼冲編集進上雖二公操心用智自出心意廣其法術雜於舊說亦有可取其間或失仲景

本意未符古聖之經，愈令後人學之難也。京疵式序

吳澄曰：漢末張仲景著傷寒論，予嘗嘆東漢之文氣無復能加西都，獨醫家此書，淵奧典雅，煥然三代之文，心一怪之。及觀仲景於序，卑弱殊甚，然後知序乃仲景所自作，而傷寒論即古湯液論，蓋上世遺書，仲景特編纂云爾，非其自撰之言也。晉王叔和重加論次而傳錄者，誤以叔和之語參錯其間，莫之別白。洛人書　辨序

呂復曰：傷寒論十卷，乃後漢張機仲景用素問熱論之說廣伊尹湯液而為之，至晉王叔和始因舊說重為撰次，而宋成無己復為之註釋，其後龐安常、朱肱、許叔微、韓祗和、王實之

流國亦且有開發，而大綱大要，無越乎吐汗下溫四法而已。蓋一證一藥，萬選萬中，千載之下，如合符節，前修指為群方之祖，信矣。所可憾者，審脉時，汨王氏之言，三陰率多斷簡，況張經王傳，亦往往反覆後先，亥豕相雜，自非字字句句，熟玩而精思之，未有能造其閫奧者，陳無擇嘗補三陰證藥於三因，論其意，蓋可見矣。

王履曰：讀仲景之書，當求其所以立法之意，苟得其所以立法之意，則知其書足以為萬世法，而後人莫能加，莫能外矣。苟不得其所以立法之意，則疑信相雜，未免通此而礙彼也。嗚呼，自仲景以來，發明其書者，不可以數計，然其所以立法之意竟未聞有表章而示人者豈求之而不得之歟將相習循而不求歟抑有之而余未之見歟余雖不敏僭諸陳之夫傷於寒有即病者焉有不即病者焉即病者發於所感之時不即病者過時而發於春夏也即病謂之傷寒不即病謂之溫與暑夫傷寒溫暑其類雖殊其所受之原則不殊也由其原之不殊故一以傷寒而爲稱由其類之殊故施治不得以相混以所稱而混其治宜乎貽禍後人以歸咎於仲景之法而委廢其大半也吁使仲景之法果貽禍於後人傷寒論不作可也使仲景之法果不貽禍於後人傷寒論其可一日缺乎後人乃不歸咎於已見之未至而歸咎於立法之大賢可

謂溺井咎伯益失火咎燧人矣夫仲景法之祖也後人雖移易無窮然莫能越其矩度由莫能越而觀之則其法其方果可委廢太半哉嗚呼法也方也仲景專爲即病之傷寒設不兼爲不即病之溫暑設也後人能知仲景之書本爲即病者設不爲不即病者設則尚恨其法散落所存不多而莫能禦夫粗工妄治之萬變果可憚煩而或廢之乎是知委廢太半而不覺其非者由乎不能得其所以立法之意故也今人雖以治傷寒法治溫暑亦不過借用耳夫仲景立法天下後世之權衡也故可借爲以爲他病用雖然豈特可借以治溫暑而已凡雜病之治莫不可借也今人因傷寒治法可借以治

温暑遂謂其法通爲傷寒温暑設吁此非識流而昧原者歟苟不余信請以證之夫仲景之書三陰經寒證居熱證什之七八彼不即病之温暑但一於熱耳何由而爲寒哉就三陰寒證而詳味之然後知余言之不妄或者乃謂三陰寒証本是雜病爲王叔和增入其中又或謂其證之寒蓋由寒藥誤治而致若此者皆非也夫叔和之增入者辨脉平脉與可汗不可汗等諸篇而已其六經病篇必非叔和所能贊辭也但厥陰經中下利嘔噦諸條却是叔和因其有厥逆而附遂併無厥逆而同類者亦附之耳至若以藥誤治而成變證則惟太陽爲多縱使三陰證亦或有寒藥誤治而變寒者然豈應

如是之衆乎。夫惟後人以仲景書通爲傷寒溫暑者設，遂致諸溫劑皆疑焉而不敢用。

又曰：王叔和搜採仲景舊論之散落者，以成書，功莫大矣。但惜其既以自己之說混於仲景所言之中，又以雜脈雜病紛紜並載於卷首，故使玉石不分，主客相亂。若先備仲景之言，而次附己說，明書其名，則不致惑於後人，而累仲景矣。昔漢儒收拾殘編斷簡於秦火之餘，加以傳註，後之議者謂其功過相等，叔和其亦未免於後人之議歟。余嘗欲編類其書，以傷寒例居前，而六經病次之，相類病又次之，差後病又次之，診察、治法、治禁、治誤、病解、未解等又次之，其雜脈雜病與傷寒有所關者，采以附焉；其與傷寒無相關者，皆删去。如此庶幾法度純一，而玉石有分，主客不亂矣。然有志未暇，姑叙此以俟他日。

又曰：傷寒三百九十七法，余自童時習聞此言，以爲傷寒治法如是之詳且備也。及考之成無己註本，則所謂三百九十七法者，茫然不知所在。於是詢諸醫流，亦不過熟誦此句而已，欲其條分縷析，以實其數，則未遇其人。遂乃反覆而推尋之，以有論有方諸條數之，則不及其數；以有論有方、有論無方諸條通數之，則過其數。除辨脉法、平脉法，并傷寒例及可汗、不可汗，可吐、不可吐，可下、不可下諸篇外，止以六經病篇中有論有方有論無方諸條數之則亦不及其數以六經病篇及痓濕暍霍亂陰陽易差後勞復病篇中有論有方有論無方諸條數之則亦過其數至以六經病痓濕暍霍乱陰陽易差後勞復篇而有論有方諸條數之則又太少矣竟不能决欲以此句視為後人無據之言而不從則疑其或有所據而或出仲景叔和而弗敢廢欲尊信而必從之則又多方求合而莫之遂宋林億等校正傷寒論其序曰今校定張仲景傷寒論十卷總二十篇證外合三百九十七法余於是就其下卷二十二篇而求之其六經篇霍亂篇陰陽易差後勞復篇中有方治諸條以數為計又重載於名篇之前又謂痓病至

急倉卒難尋復重集諸可與不可方治今為八篇亦以數為計繼於陰陽易差後勞復後篇之後其太陽上篇註曰十六法太陽中篇註曰六十六法太陽下篇註曰三十九法陽明篇註曰四十四法少陽篇不言法太陰篇註曰三法少陰篇註曰二十三法厥陰篇註曰六法不可發汗篇註曰一法可發汗篇註曰四十一法發汗後篇註曰二十五法可吐篇註曰二法不可下篇註曰四法可下篇註曰四十四法汗吐下後篇註曰四十八法以其所註之數通計之淂三百八十七法然少陽篇有小柴胡湯一法其不言者恐脫之也又可吐篇却有五法其止言二法者恐誤也併此脫誤四法於三百九

十七法之中，亦僅得三百九十一法耳。較之序文之說，猶欠六法。乃參之脈經，其可汗可吐等篇外，此傷寒論又多可溫可灸可刺可水可火不可刺不可灸不可水不可火諸篇，欲以此補其所欠，則又甚多，而不可用。竊嘗惡之，縱使三百九十七法之言不出於林億等，而出於億之前，亦不足用。此言既出，則後之聞者，必當覈其是非，以歸於正，而乃遵守聽從，以為千載不易之定論，悲夫！

趙嗣真曰：仲景之書，一字不同，則治法霄壤，讀之者，不可於片言隻字以求其意歟。

又曰：仲景傷寒一書，人但知為方家之祖，而未解作秦漢文字觀，故於大經大法之意反有疑似。

陶華曰：仲景固知傷寒乃冬時殺厲之氣所成，非比他病可緩，故其爲言特詳於此書，而略於雜病也。倘能因名以求其實，則思過半矣。不幸此書傳世久遠，遺佚頗多，晉太醫令王叔和得於散亡之後，詮次流傳，其功博矣。惜乎以己論混經，未免穿鑿附會。

黄仲理曰：仲景之書六經至勞復而已，其間具三百九十七法，一百一十二方，纖悉畢備，有條而不紊也。辨脉法、平脉法、傷寒例三篇，叔和采摭群書，附以己意，雖間有仲景說，實三百九十七法之外者也。又痓濕暍三種一篇，出金匱要略，叔和盧其證與傷寒相似恐後人誤投湯劑故編入六經之右、致有宜應論別之語是為雜病非傷寒之候也又有不可汗、宜汗不可吐宜吐不可下宜下并汗吐下後證叔和重集于篇末此六經中倉卒尋檢易見也、

陳搞曰、辨脈法非仲景本文乃叔和所採摭者、故多乖忤學者宜審別之、

鄒佐曰、傷寒論為文簡嚴而寓意淵奧、離為六經法有詳畧、詳者義例彰明非長餘也畧者指趣該洽非闕落也散之若截然殊科融之則約于一貫顧讀而用之者何如耳儒者既不暇讀醫醫流又鮮能讀是以微辭要義秘而不宣至謂此非

全書直欲分門平叙續臆說以爲奇雜群方而云備使癈錮合治貂犬同裘如活人殺車等書皆仲景之螟螣也方有勢曰張松北見曹操以其川中醫有仲景爲誇以建安言之則松亦仲景時人

又曰夫扁鵲倉公神醫也神尚矣人以爲無以加於仲景而稱仲景曰聖豈非以仲景之見諸事業載諸簡編者皆表章天夫人股肱素亦難達之天下通之古今易簡而易知易能非神奇怪異人之所不可知不可能者所可同年而語哉是故称聖爲賈太傅曰吾聞古之聖人不居朝廷必在卜醫之中語不虛矣然醫聖也書曰論何也論也者仲景自道也蓋謂情、

傷寒之不明，戚宗族之非命，論病以辨明傷寒，非謂論傷寒之一病也。其文經也，其事則論，其心則以為始事於戚，乃不欲忘其初，其參則憲我後人，其意則又不欲以經自居，易曰謙謙君子，此之謂也。吾故曰：名雖曰論，實則經也。雖然，書曰傷寒經，殊亦矣，必曰醫經，猶情哉。

又曰：金匱序略云：傷寒卒病論，卒讀為卒之卒，誠書之初名，此其有據也，但不知卒病二字，漏落於何時，俗尚苟簡，承襲久遠，無從可詰矣，君子於此不能無憾焉。

又曰：辨痙濕暍病證篇，相傳謂叔和述仲景金匱之文，雖遠不可考，觀其揭首之辭，信有之也。然既曰以為與傷寒相似，而致辨焉，則亦述所當述者，是故後人稱之爲仲景之徒云。辨脉法，叔和述仲景之言，附己意以爲翼經之辭，譬言則翼焉，傳類也。篇目舊名平脉，次第二，而僭經右，夫傳不可以先經，論脉亦無先各脉而後平脉之理，且平脉不過前數條冒事必如此耳。後亦各脉，安得直以平脉名篇？皆非叔和之舊，其爲後人之紛更明甚。凡痓濕暍、辨脉上下篇、可汗、不可汗、可吐、不可吐、可下、不可下、發汗吐下後脉證，皆叔和參經及述經外之餘言，附己意以撰次之，合經亦十一篇，共目二十二，以爲全成仲景氏未盡之遺書者也。而第十七、十八、二十二三篇則又皆抱空名，而擬虛位，無毋條之可檢，實則一十九篇之條例耳皆叔和所紀之舊額如此世固有少此以為非仲景之全書而起其說者嗚呼是書也仲景之作於建安漢年號也出自叔和之撰述晉太醫令也相去雖不甚遠然已兩朝相隔矣是仲景之全書非仲景之全書誠不可曉也

又曰醫道之方法具備自仲景始故世稱仲景方法之祖傷寒論乃其書也欲求其方法於例明甚何謂例如中風一也傷寒二也兼風寒俱有而中傷三也三病不同以皆同在太陽故皆發汗發汗云者非例言乎何謂義如發中風之汗汗之以桂枝湯發傷寒之汗汗之以麻黄湯發兼風寒俱有而中傷之發發之以大青龍湯一例發汗而三湯則不同非以

其各有所宜之義乎然則方法者道之用也例者所以行其方法也義則其行而宜之之謂是已是皆相須而不相離一致之謂道也曾此為然哉其餘各屬亦然顯此條目具在也夫何無已之注解不省義例原屬方法中法外又獨有傷寒之例獨例傷寒而置諸各屬含義而獨曰例豈仲景之言其後人之偽明亦甚矣偽例者誰或曰叔和謂叔和者以其編述也編述論而出始則叔和之於論誠功之首也乃若又偽此例則後之醫傷寒者不知通求各屬但務專擬於傷寒倣例而行俾仲景之道反愈晦而至今愈不明究其叛亂不由尼於此例以至如此乎以此言之則叔和者亦一罪之魁耳噫

如叔和愚意其智不乃爾也或曰無已謂無已者以其注解
也此則近似何也已任注解則當精辨論之條目詳悉各屬
本義以迪諸後不當慢強苟且一餘狗己朦朧訓為傷寒
之於例儼然一家口語以此擬己夫復何疑豈剏苟在非己
前亦當暴白其非不令得以迷誤繼述是也奈何惜此不為
乃因尾之以阿順可乎
閱芳之慮曰傷寒論之稱詩（諸）證也證雖紛然稱有定例其中微
旨非易窺測至於編列次序豈不難乎凡稱其經病者以病
在此經也六經傷寒固如此雜病亦有此者如太陽溫證暍
證之類蓋辨似傷寒之雜病稱其經者也有以傷寒二字冠

之者。如傷寒一日。太陽受之。脉若靜者為不傳之類。蓋兼中風而言者也。以傷寒為病。多從風寒得之。故或中風或傷寒。總以傷寒稱也。其中專稱傷寒。不兼中風者。如傷寒脉浮。不發汗因致衄者。麻黃湯主之之類是也。有中風傷寒之外。如溫病風濕之類。亦在論中者。以明不可混稱傷寒也。有但稱病人。但稱病。稱厥。稱嘔。稱下利等證。不明言傷寒中風雜病者。大槩論之也。論中稱有定例如此。叔和編述。以惠後世。乃立一見。而先列辨脉平脉二篇。蓋謂論病當先明脉也。傷寒例為六經諸篇要領。故以統論者。列於脉法之後。痓濕暍三種。有似傷寒。故辨又次之。脉既明矣。要領舉矣。相似之證別論而不得諸矣，斯可細論六經，繼以霍亂諸篇乎。又曰：傷寒有例，猶律法有例，罪有明證，從例治之；病有明證，從例治之。是皆所謂法也。證可定罪之名，證可定病之名，正名所當先也。傷寒例先正傷寒所由名，豫及溫者、時行、冬溫、寒疫所由名，各正其名者，欲發明傷寒與諸病相異，故論傷寒而略言諸病耳。此傷寒例所由名也。彰之以六經脈證，曰可汗，曰可下，是明例在可治者也。兩感於寒者死，不兩感於寒，不傳經，不加異氣者，得自愈，十三日不差者危。感異氣變為他病者，當依壞證治之，是明例各不同者也。又叮嚀病須早治，勿妄施，仁愛之意深且切矣。須知此篇乃論中綱領，僅道傷寒之常而未盡其變諸變不可勝數故後有六經諸病發明此例前後一貫豈容偏廢哉方氏作條辨謂傷寒例非仲景之言出後之僞遂削去之吾不敢謂此例皆仲景言也中有搜採仲景舊論錄其證候等語豈仲景言乎不敢謂此例皆非仲景言也中有微詞與義發素問熱論所未發者後人豈能僞乎謂叔和附以己意則可謂全非仲景之言則不可且無論僞與非僞當觀可法與否以決應存應削例中發明太陰脈尺寸俱沉細方氏註太陰病脈浮者可發汗爲沉細一句證之例中發明厥陰脈微緩方氏註厥陰中風脈微浮爲欲愈忽竊微緩二字證之既竊夫例則取之而以爲可

法矣，又胡為削之哉。嗚呼，傷寒之不明於天下，由不得其要領，而昧失此例者衆也。又謂仲景之道，晦而不明，厄於此例，以至謂成無己不能暴白偽例之非，固為何順，妄以春秋趙盾律之可乎。

又曰：世於仲景傷寒論，每曰三百九十七法，一百二十三方。方固止於此，法則論中可垂訓者，言言皆法，難以數拘焉。今按汪石山傷寒選錄所述，皆目類證者，據其所云，則以六經至勞後八篇為仲景傷寒論之正，餘皆叔和撰述仲景之他書，又附以己意者，為三百九十七法之外矣。由是方中行作條辨，以六經至勞後為法，而以有論有方，及有論無方者，均數之其間以承上文立論如小柴胡論方後證法同上文作一法如云若其人大便鞕小便自利者去桂枝加白朮湯主之同上文作一法又如問曰證象陽旦一條同上文作一法如此數之蓋求合於三百九十七之數耳其太陽上篇六十六法中篇五十七法下篇三十八法陽明篇七十七法少陽篇九法太陰篇九法少陰篇四十六法厥陰篇五十四法巫來法篇二十法霍亂篇九法陰陽易差後勞復篇七法總三百九十二法以又上據將舊本太陽中篇不可汗六法移在條辨第十五篇中則是三百九十八矣此乃小差而所係重輕全不在此亦不必論但當論六經主勞復八篇之外是法非法云

三百九十七法也夫方則盡於八篇一百一十三而已法則八篇固為法其餘亦皆法也所以有三百九十七法之說者蓋檢八篇而計其方之數遂併計八篇中法之數耳可謂此外非法哉其中卽有叔和附己意者不可例曰非法德恐叔和何如人也非盡由叔和者耶故曰論中可垂訓者言皆法難以數拘也學者勿執三百九十七法之說而忽其餘焉

王肯堂曰王叔和編次張仲景傷寒論立三陽三陰篇其立三陽篇之例凡仲景曰太陽病者入太陽篇曰陽明病者入陽明篇曰少陽病者入少陽篇其立三陰篇亦依三陽之例

各如太陰少陰厥陰之名入其篇也其或仲景不稱三陽三陰之名但曰傷寒某病用某方主之而難分其篇者則病屬陽証發熱結胸痞氣蓄血衄血之類皆混入太陽篇病屬陰証厥逆下利嘔吐之類皆混入厥陰篇也惟燥屎及屎鞕不大便大便難等證雖不稱名獨入陽明篇者由此證類屬陽明胃實非太陽厥陰可入故獨入陽明也所以然者由太陽為三陽之首凡陽明少陽之病皆自太陽傳來故諸陽證不稱名者皆入其篇厥陰為三陰之尾凡太陰少陰之病皆至厥陰傳極故諸陰證不稱名者皆入其篇後人不悟是理遂皆謂太陽病諸證不稱名者亦屬太陽而亂太陽病之眞厥

陰篇諸證、不稱名者、亦屬厥陰、而亂厥陰病之真焉、大矣仲
景之法也、
又曰、仲景立法、凡云太陽病者、皆謂脈浮頭項強痛惡寒也、
凡云陽明病者、皆謂胃家實也、凡云少陽病者、皆謂口苦咽
乾目眩也、凡云太陰病者、皆謂腹滿時痛吐利也、凡曰少陰
病者、皆謂脈微細但欲寐也、凡云厥陰病者、皆謂氣上撞心、
痛吐蚘也、候如少陰病不一、一遂條曰脈微細但欲寐、而總
用少陰病三字括之者、皆省文也、故各條或曰少陰病反發熱、
脈沈、用麻黃附子細辛湯者、謂脈沈細但欲寐、又反發熱、
者、用其方也、或曰少陰病得之二三日以上、心煩不臥、用黃

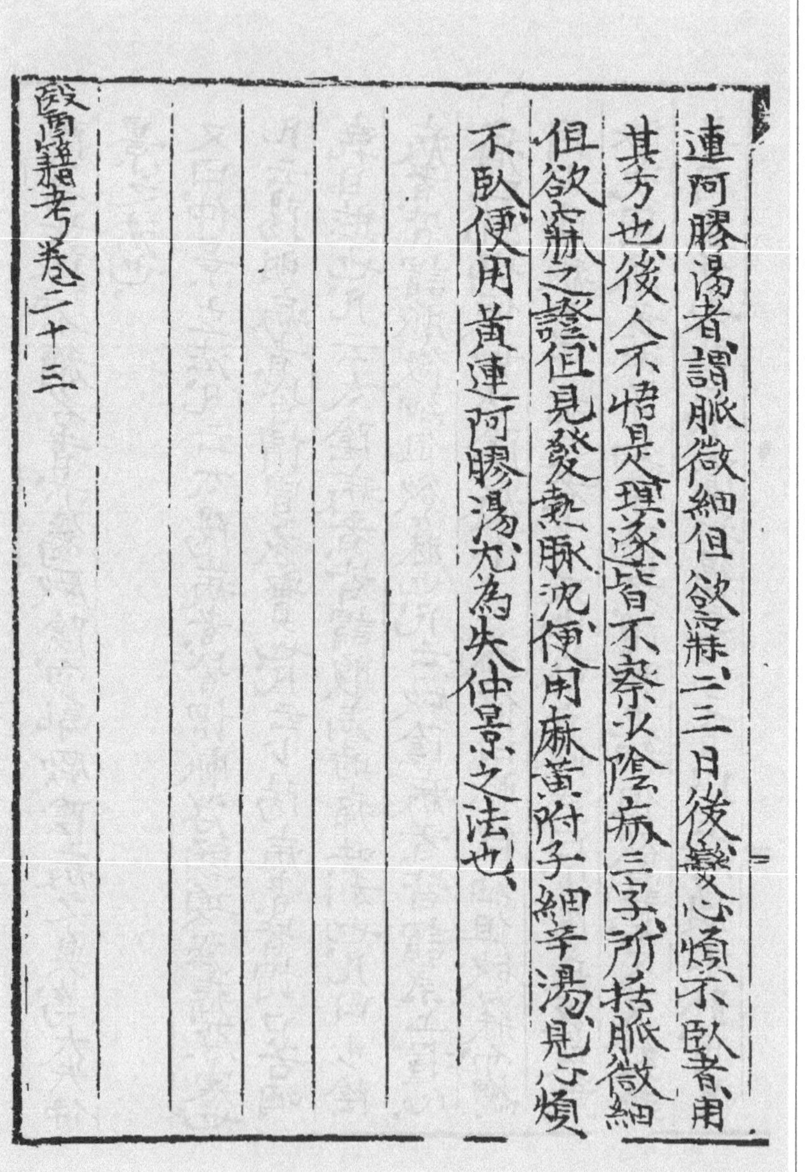

連阿膠湯者，謂脉微細但欲寐，二三日後變心煩不卧者，用其方也。後人不惜是理，遂皆不察少陰病三字，所指脉微細但欲寐之證，但見發熱脉沈，便用麻黄附子細辛湯；見心煩不卧，便用黄連阿膠湯，尤爲失仲景之法也。

醫籍考卷二十三

醫籍考卷二十四

東都　丹波元胤紹翁　編

方論二

喻昌曰張仲景傷寒論一書天苞地符為衆方之宗群方之祖雜以後人知見反為塵飯土羹

又曰後漢張仲景著卒病傷寒論十六卷當世兆民賴以生全傳之後世如日月之光華旦而復旦萬古常明可也斯民不幸至晉代不過兩朝相隔其卒病論六卷已不可復覩即傷寒論十卷想亦劫火之餘僅得之讀者之口授故其篇目先後差錯賴有三百九十七法一百一十三方之名目可以

為校正太醫令王叔和附以己意編集成書共二十二篇後人德之稱為仲景之徒今世傳仲景傷寒論乃宋秘閣臣林億所校正宋人成無己所詮註之書也林億不辨朱紫菽粟謂自仲景于今八百餘年惟叔和能學之其間如葛洪陶景胡洽徐之才孫思邈輩皆不及也又傳稱成無己註傷寒論十卷深得長沙公之秘旨殊不知林成二家過於尊信叔和往往先傳後經將叔和纂述之辭且混編為仲景之書況其他乎如第一卷之平脈法二卷之序例其文原不雅訓又首列之以錯亂聖言則其所為校正所為詮註者乃仲景之不幸而斯道之大厄也元泰定間程德齋作傷寒鈐法尤多不

經國朝王履所論雖有深心漫無卓識亦何足取萬曆間方有執著傷寒條辨始先即削去叔和序例大得尊經之旨然未免失之過激不若愛禮存羊取而駁正之是非既定功罪自明也其於太陽三篇改叔和之舊以風寒之傷營衛者分屬卓識超越前人此外不達立言之旨者尚多大率千有餘年若明若昧之書欲取而尚論之如日月之光昭宇宙必先振舉其大綱然後詳明其節目始為至當不易之規誠以冬春夏秋時之四序也冬傷於寒春傷於溫夏秋傷於暑熱者四序中主病之大綱也舉三百九十七法分隸於大綱之下然後仲景之書始為全書其冬傷於寒一門仲景立法獨詳

於春夏秋三時者，蓋以春夏秋時令雖有不同，其受外感則一，自可取治傷寒之法錯綜用之耳。仲景自序云：學者若能尋余所集，思過半矣。可見引伸觸類，治百病有餘能，況同一外感乎。是春夏秋之傷溫傷熱，明以冬月傷寒為大綱矣。至傷寒六經中，又以太陽一經為大綱，而太陽經中又以風傷衛、寒傷營、風寒兩傷營衛為大綱，何也？大綱混於節目之中，無可尋繹，祇覺其書之殘缺難讀。今大綱既定，然後詳求其節目，始知仲景書中矩則森森，毋論法之中更有法，即方之中亦更有方，通身手眼，始得一一點出，識之而心開識朗，不復為從前之師說所惑，浸假由其道而升堂入室，仲景彌光，

而吾生大慰矣、

又曰、嘗觀王叔和彙集扁鵲仲景華元化先哲脉法為一書、名曰脉經、其於仲景傷寒論尤加探討、宜乎顯微畢貫、曲暢創法製方之本旨、以啓後人之信從可也、乃於彙脉之中、間一彙證、不該不貫、猶曰彙書之常也、至於編述傷寒全書、苟簡粗率、仍非作者本意、則吾不知之矣、如始先序例一篇、蔓引贅辭、其後可與不可諸篇、獨遺精髓、平脉一編、妄入已見、總之碎剪美錦、綴以敗絮、盲瞽後世、無繇復覩黼黻之華、況於編述之大意、私叙原委、自首至尾、不叙一語、明是賈人居奇之術、致今黄岐一脉、斬絕無遺、悠悠忽忽、沿習至今、所謂千古疑城，莫此難破，茲欲直遡仲景全神，不得不先勘破叔和。如太陽經中，證緒今頭後學已難入手，乃更挿入溫病、合病、併病、少陽病、過經不解病，坐令讀者茫然，譬諸五穀，雖為食實，設不各為區別，一槩混種混收，鮮不耕者食者之困矣。如陽明經中，混入仲景偶舉問荅一端，隸於篇首綱領，例置先後差錯，且無扼要，至於春溫夏熱之證，當另立大綱，顓自名篇者，迺憒然不識，此等大關一差，則冬傷於寒、春傷於溫、夏秋傷於暑熱之旨，盡晦，致後人誤以冬月之方，施於春夏，而歸咎古方之不可以治今病者，誰之過歟。至於霍亂病、陰陽易、差後勞復等證，不過條目中事耳，迺另立篇名，與六經並

峙又何輕所重而重所輕耶仲景之道人但知得叔和而明孰知其因叔和而墜也哉

又曰王叔和於仲景書不察大意妄行編次補綴尚存闕疑一綫觀其篇首之辭謂痓濕暍雖同為太陽經病以為宜應別論者其一徵也觀其篇中謂疾病至急倉卒尋按要者難得故重集可與不可方治者其一徵也觀其篇末補綴脉法分為二篇上篇仍仲景之舊下篇託仲景以傳猶未至於顛倒大亂者其一徵也第其不露補綴之痕又以平脉本名易為辨脉而陰行一字之顛倒此吾所為譏其僭竊耳若夫林億之校正成無己之詮註則以脉法為第一卷矣按仲景自

叙云平脉辨證為傷寒卒病論合十六卷則脉法倘當隸於篇首但晉承漢統仲景遺書未湮叔和補綴之言不敢混入姑附於後不為無見二家不察竟移編篇首此後羚羊掛角無跡可求詎能辨其孰為仲景孰為叔和乎然猶隱而難識也其序例一篇明係叔和所撰何廼列於第二卷豈以仲景之書非序例不能明耶即使言之無弊亦無先傳後經之理况其蔓引贅辭横插異氣寸瑜尺瑕何所見而崇信若是歟令後學畫蛇添足買櫝還珠煌煌聖言千古無色是二家羽翼叔和以成名比以長君逢君無所逃矣至其詮釋之差千居六七矣先已視神髓為糟粕矣更安望闡發精理乎

程應旄曰、論之為言斷也、斷者藪也、分明指此為傷寒之叢書矣、故首尾分篇、只存論之體裁、而別嫌明疑、指奸摘伏、深文大義、具見於標篇之辨字上、辨之為言語也、詰者鞫也、既詰且鞫、則必無枉無偏於斷、幸自不得不借論以申其辨、

按程氏有辨傷寒論五篇、王叔和序例貶偽一篇、冗文闊語、漫無統紀、故皆不錄、

汪琥曰、仲景論為方書之祖、以內經中有論而無方也、叔和起而撰次之、知尊仲景矣、但其於仲景論中、攙入己意、使學者不知孰為仲景、孰為叔和、以故後人誹議之、云叔和變亂仲景傷寒論、故其脈經亦受高陽生所竊取、此其報也、然仲

景書當三國時兵火之後，殘缺失次，若非叔和撰集，不能延至於後，後復有成無己為之註解也。今醫但責叔和之過，而忘叔和之功。

又曰：傷寒論自成註以後，在昔明醫如李東垣，不過以治法略舉其要；朱丹溪亦僅以疑處摘問其目，未聞有以仲景原論全解者。至明季有歙人方中行，著傷寒條辨八卷，乃成氏之後一人而已。我朝初有喻嘉言者，推廣方氏條辨之旨，著尚論篇五卷，是亦仲景之功臣也。復有程子郊倩，即做一書之意，著後條辨六集，其中亦有可採之處。所可嫌者，三家之書皆倒亂仲景六經篇原文，彼雖各有其理，要之六經原次或當日叔和未盡改易，其間仲景妙義，焉知不反由此新編而盡失耶，况方書治病不過欲令條解明，不致醫藥有誤而已，非若文公章句，必欲承上起下也，孔子云愛禮存羊，凡六經原次，余不敢亂叔和之舊。

又曰，王叔和編次仲景方論三十六卷，當是十六卷，據論集中云，仲景爲傷寒襍病論合十六卷，叔和編次何至遽增二十卷書耶，况仲景當日止著論二十二篇，尚未分爲幾卷，至叔和始託名仲景撰成并辨脉平脉法，爲傷寒襍病論合十六卷，則是醫林列傳云三十六卷，誤矣，相傳仲景論有一百一十三方，考其書十卷內，計方止一百一十二道。

柯琴曰按仲景自序言作傷寒雜病論合十六卷則傷寒雜病未嘗分為兩書也凡條中不貫傷寒者即與雜病同義如太陽之頭項強痛陽明之胃實少陽之口苦咽乾目眩太陰之腹滿吐利少陰之欲寐厥陰之消渴氣上沖心等證是六經之為病不是六經之傷寒乃六經分司諸病之提綱非專為傷寒一證立法也觀五經提綱皆指內證惟太陽提綱為寒邪傷表立因太陽主表其提綱為外感立法故叔和將仲景之合論全屬傷寒不知仲景已自明其書不獨為傷寒設所以太陽篇中先將諸病線索逐條提清比他經更詳也其曰太陽病或已發熱未發熱必惡寒體痛嘔逆脈陰陽俱緊

者名曰傷寒，是傷寒別有提綱矣。此不特為太陽傷寒之提綱，即六經總綱。觀仲景獨于太陽篇別其名曰傷寒、曰中風、曰中暑、曰溫病、曰濕痙，而他經不復分者，則一隅之中，可以尋其一貫之理也。其他結胸、藏結、陽結、陰結、瘀熱發黃、熱入血室、譫語如狂等證，或因傷寒，或非傷寒，紛紜雜沓之中，正可思傷寒雜病合論之旨矣。蓋傷寒之外皆雜病，病不脫六經，故立六經而分司之。傷寒之中最多雜病，內外夾雜，虛實互呈，故將傷寒雜病而合參之，此扼要法也。叔和不知此旨，謂痙濕暍三種宜應別論，則中風溫病何得與之合論邪？以三證為傷寒所致，與傷寒相似，故此見之，則中風非傷寒所致溫病與傷寒不相似者、何不為之別立耶、霍亂屬肝木為患、陰陽易差後勞復皆傷筋動骨所致、咸當屬于厥陰、何得別立篇目、叔和分太陽三症于前、分厥陰諸症于後、豈知仲景約法能合、而病兼該于六經、而不能逃六經之外、只在六經上求根本、不在諸証名目上求枝葉、叔和以私意紛亂仲景之原集、于勞復後重集可發汗不可發汗諸篇、如弱反在關、濡反在巔、微反在下、不知如何名反、豈濡微弱澀等脈、有定位乎、其云大法春夏宜發汗、春宜吐、秋宜下、設未值其時、當汗不汗、當下不下、必得其時耶、而且利水清火溫補和解等法概不言、及所以今人稱仲景只有汗吐下三法、實由于是夫四時各家人所同受病者，因人而異，汗吐下者，因病而施也，立法所以治病，非以治時，自有此大法之謬，後人因有隨時同藥之道，論脉黄桂枝湯者，謂宜于冬月嚴寒，而三時禁用，論白虎湯者，謂宜于夏，而大禁于秋分後與立夏之前。夫寒熱温凉之逆用，必先歲氣，獨不曰有假者反之，有是證因有是方，仲景因證立方，豈隨時定劑哉？當知仲景治法，悉本内經。

又曰：仲景言平脉辨證，為傷寒雜病論，是脉與症未嘗兩分也。夫因病而平脉，則平脉即在辨症中，脉有陰陽，發熱惡寒發于陽，無熱惡寒發于陰，是病之陰陽也，當列前論之首，浮大動數名陽，沉濇弱弦微名陰，是脉之陰陽也。此條當為之總，叔和既採仲景舊論，錄其症候、診脉，是知叔和別立脉法，從此搜採耳。試觀太陽篇云：脉浮者，病在表；脉浮緊者，法當身疼痛；脉浮數者，法當汗出愈。諸條脉法，不入辨脉平脉篇，是叔和搜採未盡，猶遺仲景舊格也。由此推之，知寸口脉浮為在表，及寸口脉浮而緊，脉浮而數，諸條皆從此等處採出，脉有陰結陽結條，未始不在陽明中風、中寒之間；洒淅惡寒而復發熱者，未始不在少陽寒熱往來之部；脉陰陽俱緊者，未必非少陰之文；陰陽相搏條，未必不在傷寒脉結代之際。設仲景別集脉法，或有上下之分，決無辨平之別矣。名平名辨、皆叔和搜採諸說，仲景所云，各承家技者是也。叔和既改抉仲景原文，獨為傷寒立論，十六卷中，不知遺棄幾何，而今六經之文夾雜者亦不少，豈獨然仲景舊集哉。世以金匱要略為仲景雜病，共經魔鬼魑魅之後乎。

張志聰曰：註解本論，必明仲祖撰論之原，方為有本。其序有撰用素問九卷、八十一難、陰陽大論、胎臚藥錄之說。素問九卷者，素問八十一篇，內有遺闕，故舉其卷。靈樞君臣問難八十一篇，毫無遺闕，故舉其篇。陰陽大論者，素問中大論七篇，皆論五運六氣，司天在泉，陰陽上下，寒熱勝復之理。胎臚藥錄者，如神農本經、長桑陽慶禁方之類，其序又云：經絡府俞，陰陽會通元冥幽微變化難極自非才高識妙豈能探其理致哉由是而才識之士須知仲祖撰論本靈素而補其未盡必于傷寒原序玩索有得胎臚羅列之謂

又曰本草靈素聖經也傷寒要略賢論也賢論猶儒者之四書聖經猶儒者本經奈千古以來天下之醫祇求方伎以行術不求經旨以論病仲祖序云不念思求經旨以演其所知各承家技終始順舊舉世昏迷莫能覺悟者是也夫本論雖論傷寒而經脉藏府陰陽交會之理凡病皆然故內科外科兒科女科本論皆當讀也不明四書者不可以為儒不明本論者不可以為醫經云非其人勿授論云傳與賢人甚哉人

之不易得也。

張璐曰：余嘗見王叔和集仲景傷寒論，未嘗不廢書而三嘆也。嗟夫！猶賴叔和為仲景之功臣，使無叔和之集，則傷寒書同於卒病之不傳矣，何能有六經證治乎？

錢潢曰：傷寒論一書，按長沙公自序，原云傷寒卒病論合十六卷，至西晉王叔和編次之後，其卒病論六卷已早亡，後人不得復見，相傳謂叔和又次為三十六卷已。至宋成無己，因王氏之遺書，又註為傷寒論十卷，非唯仲景之舊不得復視，即叔和之書，亦杳不可見矣。第閱叔和所作傷寒序例一篇，甚至妄用經文，創立謬說，亦殊不足觀，不若遺亡之為愈也。其成氏註本，原云十卷，今行於世者，究僅七卷，以辨脉平脉為第一卷，其言原係仲景原文，亦不為過，但第二卷傷寒例一篇，乃王叔和所作，非仲景原文，因何亦列於七卷之中，而及居仲景六經之前，非唯文理背謬，且冠履倒置，紊乱錯雜矣，其第七卷雖有霍亂陰陽易及瘥後諸復症，元為仲景原文，而後之諸可與不可，又非長沙之筆矣，何以知之，其卷首云，夫以疾病至急，倉卒難尋，故重集諸可與不可方治，比之三陰三陽篇易見也，如此語氣，確為叔和所集，况大法春宜汗，及春宜吐，秋宜下之說，於理未通，均屬可删，

魏務删曰傷寒例，叔和氏修緝醫聖之書，其凡例也，列於

論首名之曰例標題原未有序字後人以其文近於序故更名之曰序例成氏註之方氏刪之喻氏駁之程氏嘻笑且怒罵之以為僭濫以為悖謬愚平心靜氣論之其意亦未大舛特欲推廣傷寒於傷寒外耳不知傷寒論原非盡論傷寒內也例之大槩謂四時皆有外感之氣惟冬日乃為傷寒之名欲推廣而反成拘執矣更為引伸春溫夏暑瘧痢熱病疫病原思於傷寒外分所論列因醫聖自序中言傷寒疑似之間誤人階厲故欲辨其是非以附益原書之義也但於諸証不為條分縷晰一如凡例之制乃參襍反覆錯綜鋪叙以成文既無太史公伯喬列傳手筆必見方鑿圓柄否則重樓疊嶂

矣例不成例序不成序是其才力之不逮體認之未真以尊崇闡發之心竟成儒者自分兩岐迄難合一何也以醫聖原兼萬病而論其一叔和之例欲分萬病為萬也至於詳明時令氣化以別疾病感受仍是分晰異同之見何其紊亂無紀乎因而及於藥治之遲早風土之涼燠以為明切實皆郛郭不能得傷寒論之精深雖欲有言不能不流為冒語也復敘六經傷寒及兩感之脈證與各有愈期不治之故在傷寒論中已明此非贅疣耶最是初感風寒二邪大關巨節默無分剖又何疎乎却將壞證牽入溫瘧等症既明溫暑瘧熱疫證不同傷寒分時異感各成一病又忽有四變之説殊覺自相

桼起更及遲治誤治諸條、曰若曰凡、縱再增益千百、亦苦於掛少漏多、發凡起例、不言全書持綱挈領之處、而以己意泛濫舉之、曰此書之例、書自書、而例自例、何以使人讀例而得書之簡潔精微乎、將徒畫蛇之足、續鳧之脛而已、求雖明生愈死亡之機、縱亦不可勝言、總因不能合全書以爲體會、撮其易簡之旨、著爲知從之法、乃以爲既緝是書、不可不以推廣爲發明、本欲附驥名彰、立言不朽、抑知後人不少假借、細加指摘也耶、愚故原其初念、本在遵循、非蒙遺戾、而智淺才薄、不能心得全書精義、乃欲以多求勝、備其闕略、豈知醫聖之文、言近而指遠、辭簡而意該乎、然醫雲數千年、正學賴此不墜，其功亦不衛敬仲序詩之下，詩序雖經朱子刪駮，而古遠所傳，於今一不泯，則叔和之例，可以比照杜氏以例例春秋矣。至可例與否，例之當否，其例具在，叔和不能自違其意者，後之讀例君子，可以代明，何必削之，不許天下共見聞而求其公是耶？方氏謂以傳先經非體，愚謂例也，非傳也，傳必附經，例則仍可首列也。倘叔和當日能將所謂溫暑瘧熱發諸證，各就當門分撰，附經詳其脈論，精言治法，以述寓依仰朱子之補大學，豈非醫聖之高弟，醫門之功臣乎？不能為此，而於例中叢雜言之，吾知其於此數證，原委亦未大明，約略敷衍，不意乃成罪案，因此沒其編書原志，則亦大可惜矣。

又曰、辨脈一篇、的是醫聖原文、其辭簡將、其義深長、無復隱奧、雜病論心思筆致、皆足令人紬繹不盡、推醫無方矣、蓋辨脈為論證之先務、所以叔和敘次為第一、不可謂以傳僭經也、既非叔和所能擬議、原為醫聖高文巨典、不妨置之諸論之首、以重診視之事矣、於平脈分篇、是否醫聖本意、或叔和效虞書中分二典之智乎、但忽首為韻語、似又覺鄙淺、近不類、一手出、豈以陵不能作散文、而醫聖不能作韻語耶、直應刪、無可考、孰得而辨之、辨之又為僭矣、

又曰、辨脈平脈二篇、亦非後人妄分為二也、蓋於辨平二字之義、未能深參也、辨者、分別之也、平者、較量之也、平加平之章

之平、非平人之脈、如謂篇中常言平人之脈、試觀之何其言平人之脉、十之一二、言疾病之脉、十及八九乎、然則辨者始條理也、分為二、推至於無窮也、平者、終條理也、衡如一、究歸於不二也、氣有陰陽、邪亦有陰陽、病必分陰陽、脉必辨陰陽、故必分為二、以辨之、氣之陰陽、有有餘不足、邪之陰陽、亦有衰盛、病因而有輕重、脈必平陰陽、權衡如一、以平之、細玩二篇洵是此義、不可悉舉、略觀大意可知矣、至於其文古穆、簡潔、其義精微、廣大、惟醫聖獨擅其能、非王氏所可贊之辭、合傷寒例觀之、亦自明、編次於六經論之首、先脉後証、先辨平脈、以審證、後條列平證、以處治、序次亦未紊也、吳儀洛曰，仲景書，一語可當千百言，每令人闡發不盡，讀者須沈潛反覆，必於言外透出神髓，斯為能讀仲景書耳。

姚際恒曰，傷寒論，漢張仲景撰，晉王叔和集，此書本為醫家經方之祖，然駁雜不倫，往往難解，讀者若不得其旨要，

徐大椿曰，仲景傷寒論編次者不下數十家，因致聚訟紛紜，此皆不知仲景作書之旨故也，觀傷寒叙所述，乃為庸醫誤治而設，所以正治之法，一經不過三四條，餘皆救誤之法，故其文亦變動不居，讀傷寒論者，皆設想懸擬之書，則無往不得其義矣，今人必改叔和之次序，或以此條在前，或以此條在後，或以此證因彼證而生，或以此經因彼經而變，互相訴

屬，孰知病變萬端，傳經無定，古人因病以施方，無編方以待病。其原本次序既已散亡，庶幾叔和所定為可信，何則叔和序例云：今搜採仲景舊論，錄其證候、診脉、聲色，對病真方有神驗者，擬防世急。則此書乃叔和所搜集，而世人輒加辨駁，以為原本不如此，抑思苟無叔和，安有此書？且諸人所編，果能合仲景原文否耶？夫六經現證有異有同，後人見陽經一證，雜于陰經之中，以為宜改入陽經之內，不知陰經亦有此證也。人各是其私，反致古人圓機活法泯沒不可問矣。凡讀書能得書中之精義要訣，歷歷分明，則任其顛倒錯亂，而我心自能融會貫通；否則徒以古書紛更互異，愈改愈晦矣。醫

學源流論

周省吾曰：仲景傷寒書，為叔和編次，已失其真，即林億校本，亦已難得，今世所傳，惟成無己註釋之本而已。至三百九十七法，莫不津津樂道，而究鮮確指，汪苓友亦云，前人所未明言。其引張孝忠傷寒類疏，桂枝湯服後至以助藥力為一法，溫覆至如水流漓又一法，稱與諸家不同，顧吾不知其何本而有此考。前明有吾虞趙開美飜刻宋校傷寒論全文，其三百九十七法，於每篇之首，註其幾，先則節錄原文，開明第一第二，次於原文之下，復列一二三之數，總計全書治法，瞭然也。但不知出自叔和，出自林億，今之傳本亡之者，殆為無己所則千後人未見宋刻，然不曉如王安道亦未之見也。國朝王晉三雖於每方之下註以各法，亦不過繼張孝培注參友之志，而愛禮存羊，究有未能忘情者。故愚以爲註書不應改移，但宜就文辨論，如朱子之覽闕文錯簡，皆仍其舊，無已何人而乃擅削，以致迄今盈庭聚訟也。吳繄景講

按先子曰：傷寒論後漢張仲景著，晉王叔和撰次經六朝隋唐而未見表章者，至宋治平中始命儒臣校定是書。孫奇等序載開寶中節度使高繼沖曾編錄進上，然其書文理舛錯，未嘗校正，歷代雖藏之書府，亦闕於讎校。國家詔儒臣校正醫書，臣奇先校定張仲景傷寒論

即麻黃湯之所主、
十分之七、皆盡以
黃湯一證而死矣、
四傷寒

十卷總二十二篇合三百九十七法除複重有一百一
十二方其命書以傷寒者仲景自序稱其宗族餘二百
建安紀年以來猶未十稔其死亡者三分有二傷寒十
居其七感往昔之淪喪傷夭橫之莫救遂作此書攷論
中傷寒乃外感中之一證太陽病或已發熱或未發熱
必惡寒體痛嘔逆脈陰陽俱緊者名爲傷寒者外感之
總稱也素問黃帝問熱病者皆傷寒之類也而岐伯答以
傷寒一日太陽云云難經曰傷寒有幾曰有中風有傷
寒有濕溫有熱病有溫病千金方引小品曰傷寒雅士
之辭云天行溫疫是田舍間號耳不說病之異同也考

之家經其實殊異矣肘后方曰貴勝雅言總呼傷寒世俗因號爲時行外臺秘要許仁則論天行病曰此病方家呼爲傷寒而所以爲外感之總稱者蓋寒爲天地殺厲之氣亘於四時而善傷人非溫之行於春暑之行於夏各王于一時之比是以凡外邪之傷人盡呼爲傷寒仲景所以命書者祇取乎此而已如麻黄湯證則對中風而立名者即傷寒中之一證其義逈別矣後漢書崔寔政論曰夫熊經鳥伸雖延歷之術非傷寒之理呼吸吐納雖度紀之道非續骨之膏此所謂傷寒者指天行病即是雅士之辭也而仲景稱之以論者是論難之論內

經諸篇有岐黃問答之語者、必係以論字、無之者則否。金匱要略各篇題下、有論幾首證幾首方幾首、攷之原文其云論者乃問答之語也。朱震亨格致餘論序云、假設問答、仲景之書也、其爲論難之義較然矣、後尊崇之至、遂以經論之論繹之、恐非仲景之本旨也、仲景自序首題曰傷寒卒病論、卒乃雜之訛、序中云作傷寒雜病論合十六卷、其爲誤寫可知矣、隋志有張仲景方十五卷、而無傷寒論之目、蓋得非當時以湮晦而不見之故耶、舊唐志亦不收之、至新唐志則云王叔和張仲景方十五卷傷寒卒病論十卷、雜之訛卒、其來舊矣、雜病乃對傷寒而謂中風歷節血痺虛勞等之類雜病論即今金匱要略喻昌曰卒病論已不可覩錢潢云卒病論早亡程應旄曰本論具有治雜病之方法柯琴曰條中不貫傷寒者皆是雜病故曰傷寒雜病論此說並不可從也又隋志載梁有張仲景辨傷寒十卷亡今傷寒論每篇書冠辨字即指今傷寒論而其云亡者恐爲千金方稱江南諸師秘傷寒方法不傳然則隋志云亡者其實非亡也而其云十卷者攷諸仲景自序乃缺六卷蓋傷寒論十卷雜病論六卷各別行於世者而王燾外臺秘要載金匱要略諸方而曰出張仲景傷寒論某卷中

則唐時其全帙十六卷，不易舊目者，才存臺閣中。王氏知弘文館圖籍方書等，時特得採其秘要，而載其著書。今所傳十卷，雖重復頗多，似強定十卷之數者，然遂一對勘，大抵與外臺所引符，則今傷寒論不可斷為非七錄及唐志之舊也。蓋外臺所引，今攷其卷目，桂枝湯出第二卷中，知太陽上篇，出第二卷；葛根湯、麻黃湯、小柴胡湯、小建中湯，云出第三卷中，知太陽中篇，在第三卷；柴胡桂枝乾姜湯、大陷胸丸、大小陷胸湯、太柴胡湯、半夏瀉心湯、文蛤散、白散，云出第四卷中，知太陽下篇，在第四卷；大承氣湯、茵蔯蒿湯、豬苓湯，云出第五卷中，知陽明篇在第五卷半夏散及湯真武湯乾姜黄連黄芩人参湯云出第六卷中知少陰厥陰二篇在第六卷其第一第七第八第九雖無所考而葛根黄芩黄連湯云出第七卷中其餘不引藥方則當第一卷辨脉等篇第七以下乃汗吐下可不可等篇且太陽病三日云云屬調胃承氣湯條今本載第五卷陽明篇云出第十卷傷寒汗出惡寒身熱大渴不止欲飲水一二斗者白虎加人参湯主之此條今本失載蓋係于脱文而云出第十卷中知辨發汗吐下後病在第十卷由是觀之傷寒論大抵與今本無大異同如雜病則痓濕暍在第十一卷

黄疸在第十四卷，瘧病胸痹心痛寒疝在第十五卷，嘔吐噦在第十六卷，而百合病論並方，霍亂理中湯，附子粳米湯，四逆湯，通脈四逆湯，並云出第十七卷中，肺脹小青龍加石膏湯，越婢加半夏湯，肺癰桔梗白散，並云出第十八卷中，是王氏所見本不止十六卷，乃知雜病分門次第，與今本金匱要略大不同，此可窺舊本之崖略也。晉皇甫謐甲乙經序曰：伊尹以元聖之才，撰用神農本草，以為湯液，漢張仲景論廣湯液為十數卷，用之多驗，近世太醫令王叔和撰次仲景遺論甚精，皆可施用。按伊尹作湯液，所未經見，唯漢書藝文志載湯液經法四十卷，此豈伊尹所作歟？然仲景自序特云博採衆方，未言及湯液。士安去仲景時不遠，豈親覩所謂湯液者而為此説歟？自序又云撰用素問九卷、八十一難、陰陽大論、胎臚藥録，并平脈辨證，作傷寒雜病論合十六卷。蓋傷寒三陰三陽乃原于素問九卷，傷寒中風濕病等之目本于八十一難，其他如陰陽大論雖未知何等書，然要之纂舊典之文而編著者，非盡仲景之創論立方也。元吳澄作活人書辨序曰：漢末張仲景著傷寒論，予嘗嘆東漢之文氣無復能如西都，獨醫家此書淵奥典雅，煥然三代之文，心一怪之。及觀仲景於序，卑弱殊甚然後知序乃仲景自序而傷寒論即古湯液論蓋上世遺書仲景特編纂云爾吳氏此說原于士安其論未可定然但至論文章之更變則雖非我醫家所能及以足以資考鏡也林億等校定序曰張仲景漢書無傳見名醫錄云按皇甫謐甲乙經序晉書皇甫謐傳其所稱于當時可見晉去漢不遠其言如此仲景雖於漢書無傳其爲漢末人無疑矣後漢書劉表傳曰建安三年長沙太守張羨率零陵桂陽三郡畔表表遣兵攻圍破羨平之英雄記曰張羨南陽人蓋仲景羨之族豈表破羨之後使仲景代之乎林億等校定序又曰自仲景于今

八百餘年惟王叔和能學之成無己亦曰仲景之書逮今千年而顯用於世者王叔和之力也甚盛仲景書當三國兵燹之餘殘缺失次若非叔和撰集不能延至於今功莫大矣而明洪武中蒯溪黃氏作傷寒類證辨惑曰仲景之書六經至勞復而已其間具三百九十七法一百一十三方纖悉畢備有條而不紊也辨脈平脈傷寒例三篇叔和採摭群書附以己意雖間有仲景說實三百九十七法之外者也痓濕暍一篇出金匱要略叔和又編入于六經之右又有汗吐下可不可并汗吐下後證叔和重集于篇末云此說爲然乎王履溯洄集但復以

傷寒例為仲景舊文也從此而降方有執喻昌柯琴輩從而宗其說或駁或取以加詆諆如序例則云搜採仲景舊論外臺乃載其文揭以王叔和曰則此一篇叔和所撰非敢僞託而作也至辨脈平脈汗吐下可不可等篇叔和既於脈經中引其文以為仲景語高湛養生論曰王叔和性沉靜好著述考覈遺文採摭群言撰脈經十卷叔和脈經序亦曰今撰集岐伯以來逮于華佗經論要決合為十卷其王阮傳戴吳葛呂張所傳異同咸悉載錄傷寒例固多不合仲景之繩墨而言屬荒謬者然叔和亦一名士也豈有以我所立論嫁名於前賢而

為採摭于己著書中、如畫手狡獪之伎倆乎、陰陽五行、漢儒好談之、五藏六府經絡流注、史記扁倉傳間及于此、漢志亦多載其書目、仲景生於漢末、何獨屏去、今依臨川吳氏之言而考之、如六經至勞復、文辭典雅、蘊奧者、係于所撰用古經之文、其他言淺近拘而文氣卑弱、世人以為叔和所羼入者、豈知非却是仲景之筆乎、因意傷寒例及原文中、或曰疑非仲景方、或曰無大黃恐不為大柴胡湯、或本云等之語、皆叔和所錄、其語氣明顯、此餘盡是仲景舊文、而其義前後矛盾、文理曖昧難曉者、古書往往有之、又何疑焉、方喻諸家、遂條更定刪改字句、以爲復仲景之舊、殊不知益非本來、惑亂後人莫此爲甚、視諸叔和、其功罪之輕重、果奈何也、張遂辰仲景全書首卷首、載醫林列傳曰、王叔和撰次張仲景方論爲三十六卷、大行於世、此原出于太平御覽引高湛養生論、然隋志等、不載三十六卷目、汪琥曰、仲景爲傷寒雜病論十六卷、叔和編次何至遽增二十卷書耶、則云三十六卷、誤矣、要之傷寒論一部、全是性命之書、其所關係大矣、故讀此書者、滌盡胸中成見、宜於陰陽表裏虛實寒熱之分、發汗吐下攻補、和溫之別、而痛着工夫、欲方臨證處療、身親試驗之際、而無疑殆也、其中或有條理抵牾字句句棘、不易曉者、勿敢妄為穿鑿、大抵施之行事、深切著明者、經義了然、無太難解者、太陽病、頭痛發熱、汗出惡風者、桂枝湯主之之類、豈不至乎至易乎、學者就其至平至易處而細勘研審、辨宗真假疑似之區別、而得性命上之神理、是為之得矣、其所難解繹諸家費西說者、縱令鑽定其旨、不免隔靴搔痒、如以其不的確明備者、施之于方術、則害於性命亦不可測、然則其所難解繹者、置諸闕如之例而可也、諺云、開卷了然、臨證茫然、是醫家之通患、學者宜致思於此、亦何苦若以詆語古人為事乎哉、又按南陽府志載清張三異募建張醫聖祠序、桑芸張仲景先生祠墓記，稱南陽郡東高阜處，父老相傳，為先生墓與故宅，存在。洪武初，有指揮郭雲仆其碑，墓遂沒。越二百六十餘年，為崇禎戊辰，有蘭陽諸生馮應鰲者，感寒疾，殆危，恍惚中，有神人撫體，百節通快。問之，曰：漢長沙太守南陽張仲景也。城東四里許，有祠，祠後七十七步有墓，今將鑿井其上，封之，惟子。後病愈，千里走南陽訪之，不可得。因謁三皇廟，有仲景像，即紀石廟中。而去後數年，園丁掘井，得石碣，題曰：漢長沙太守醫聖張仲景墓云。其言荒唐，不足信矣。三異亭中，仲景名作機

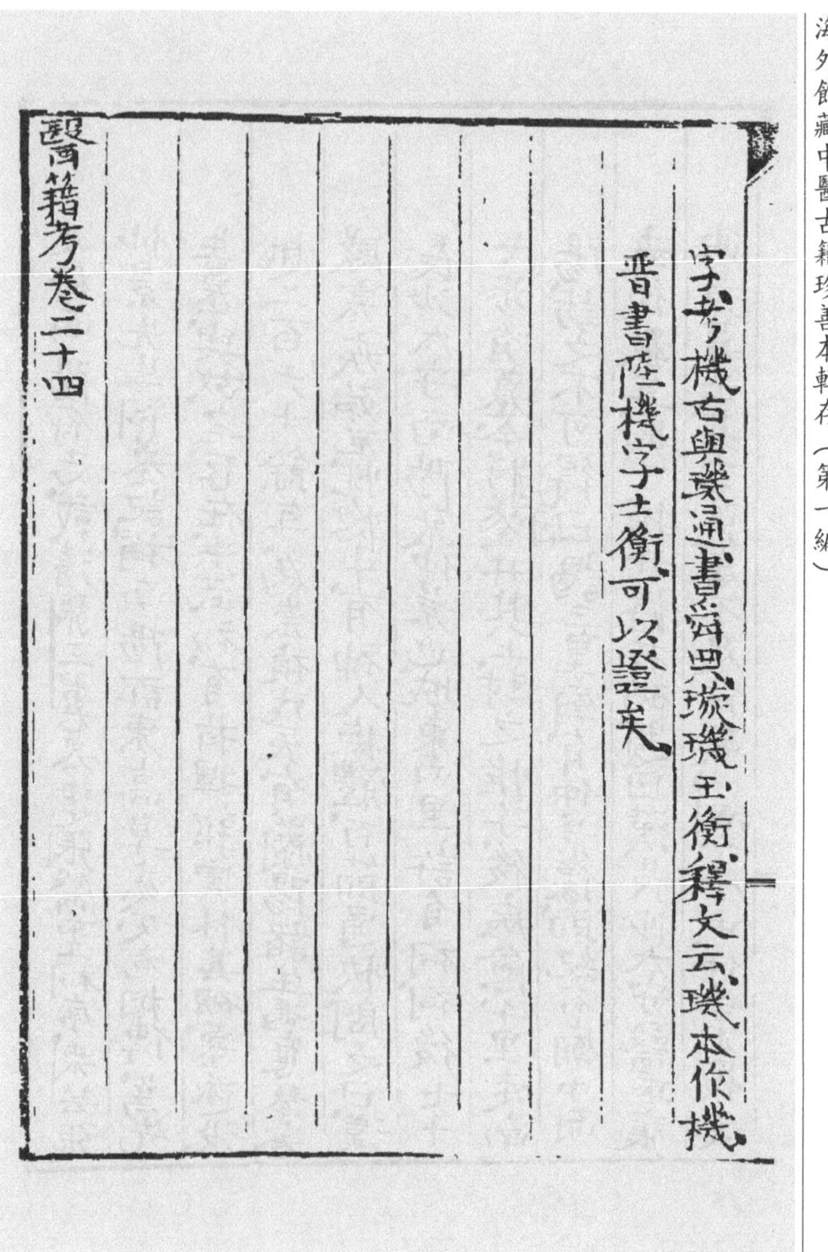

字考 機古與璣通書舜典璇璣玉衡釋文云璣本作機

晉書陸機字士衡可以證矣

醫籍考卷二十四

醫籍考卷二十五

東都 丹波元胤紹翁 編

方論 三

金匱玉函

宋志八卷。註曰。王叔和集。

存

林億等疏曰。金匱玉函經。與傷寒論同體而別名。欲人互相檢閱而為表裏。以防後世之亡逸。其濟人之心。不已深乎。細考前後。乃王叔和撰次之書。緣仲景有金匱錄。故以金匱玉函名。取寶而藏之之義也。王叔和西晉人。為太醫令。雖博好經方，其學專于仲景，是以獨出於諸家之右。仲景之書，及今八百餘年，不墜于地者，皆其力也。但此經自晋以來，傳之既久，方證訛謬，不倫，歷代名醫雖學之，皆不得彷彿，惟孫思邈粗曉其旨，亦不能修正之，况其下者乎。國家詔儒臣校正醫書，臣等先校定傷寒論，次校成此經，其文理或有與傷寒論不同者，然其意義皆通聖賢之法，不敢臆斷，故並兩存之。凡八卷，依次舊目，總二十九篇，一百一十五方。恭惟主上大明撫運，視民如傷，廣頒其書，為天下生生之具，直欲躋斯民於壽域矣。治平三年正月十八日。

王研古曰：金匱玉函，即仲景之書稱也。金匱要略，亦出玉函。

醫壘元戎

陳世傑序曰：金匱玉函經八卷，漢張仲景論著，晉王叔和所撰次也。其標題蓋亦後人所加，取珍秘之意。仲景當漢季年，篤好方術，以拯夭橫，其用心仁矣。故自素、難、本草、湯液諸書，咸抉根得髓，其為傷寒雜病論，實是為萬世群方之祖。自叔和尊尚以後，年歲久遠，錯亂放失者屢矣。宋治平間命諸臣校定，其目有三：曰傷寒論，金匱方論，一名金匱玉函要略，以及此經是也。雖未必盡復仲景本書之舊，然一家之學粗完。余幼讀二論，精微簡要，務令上口，以通思索。徧求是經，獨不可復得。後檢鄴陽馬氏經籍考，雖列其目，而所引晁序，則實金匱玉函要略也此經蓋自元時而不行于世矣歲壬辰義門何內翰以予粗君張書句讀手批宋本見授拜受卒業喜忘寢食惜其訛脫者多甚或不能以句既無他本可校乃博考衆籍以相證佐補亡滅誤十得八九稿凡數易而始可讀則掩卷而歎曰是可報命于內翰矣內翰嘗以古明醫多以醫示人見愛過實囑句刻其平生醫藥病狀之驗者予矍然不敢當嘗語云三折肱為良醫予雖老是然處方設劑吾斯未信因念是經世久未見而內翰既得禁方不自秘匿雖古人尤難之聞以傳後其弘濟豈一師之說哉夫岐黃之書經也仲景之經律也臨證療疾引經案律十不失一二論所述畧具矣是書則兼綜

兩者，而整齊形證，附類方藥，各有門部次第，不可淆亂，則知經文論之自出，尤醫門之全科玉條也。八卷之中，上順天和以療人患，非通三才之道，而得往聖之心者不能，觀者苟能沈潛玩索，而知其所以，則因病發藥，應如桴鼓，順之則能起死，畔之則立殺人，先儒以孫思邈尚為粗曉其旨，得其書者，未可謂不過與傷寒論及要略相出入，而圅等治之也，不揆淺陋，願與同志者，熟讀而精思之，時康熙丙申陽月。

按，先子曰，金匱玉函，是傷寒雜病論之別本，同體而異名者，蓋從唐以前傳之，大抵與今金匱所授同，而外臺小柴胡湯及柴胡加芒消湯方後，引玉函經，正與今本符若其總例稱張仲景曰又云今以察色診脉辨病救疾可行合宜之法并方藥共成八卷號為金匱玉函經則後人就于晉人經方之書而湊合所撰也又究其目之所錄晉書葛洪傳曰洪著金匱藥方百卷據肘后方及抱朴子自云所撰百卷名曰玉函方則二者必是一書由是觀之金匱玉函原是葛洪所命書即後人尊宗仲景者遂取為之標題也以其珍秘不世之故略錄失其目欤漢志有堪輿金匱十四卷高祖紀註如淳曰金匱猶金縢也顏師古曰以金為匱保慎之義王子年拾遺記曰周靈王時浮提之國獻神通善書二人佗老

子撰道德經，爲以玉牒，編以金繩，貯以玉函。神仙傳曰：衛叔卿入太華山，謂其子度世云：汝歸當取吾齋室西北隅大柱下玉函，函中有神素書，取而按方合服之，一年可能乘雲而行。是則命書之義也。若金匱要略方論，後人又録出其中論雜病者，節畧以爲三卷者也。林億等云，緣仲景有金匱録，故以金匱玉函名之。然所謂金匱録，他書不載其目，唯宋本及俞橋、趙開美所刊金匱要略，林億等序後有小叙，稱仲景金匱録，岐黄素難之方，近將千卷云，是原葛洪抱朴子及肘后方序語，想彼作要略者，改竄其文而所附，味其旨趣，況濫不經，未足

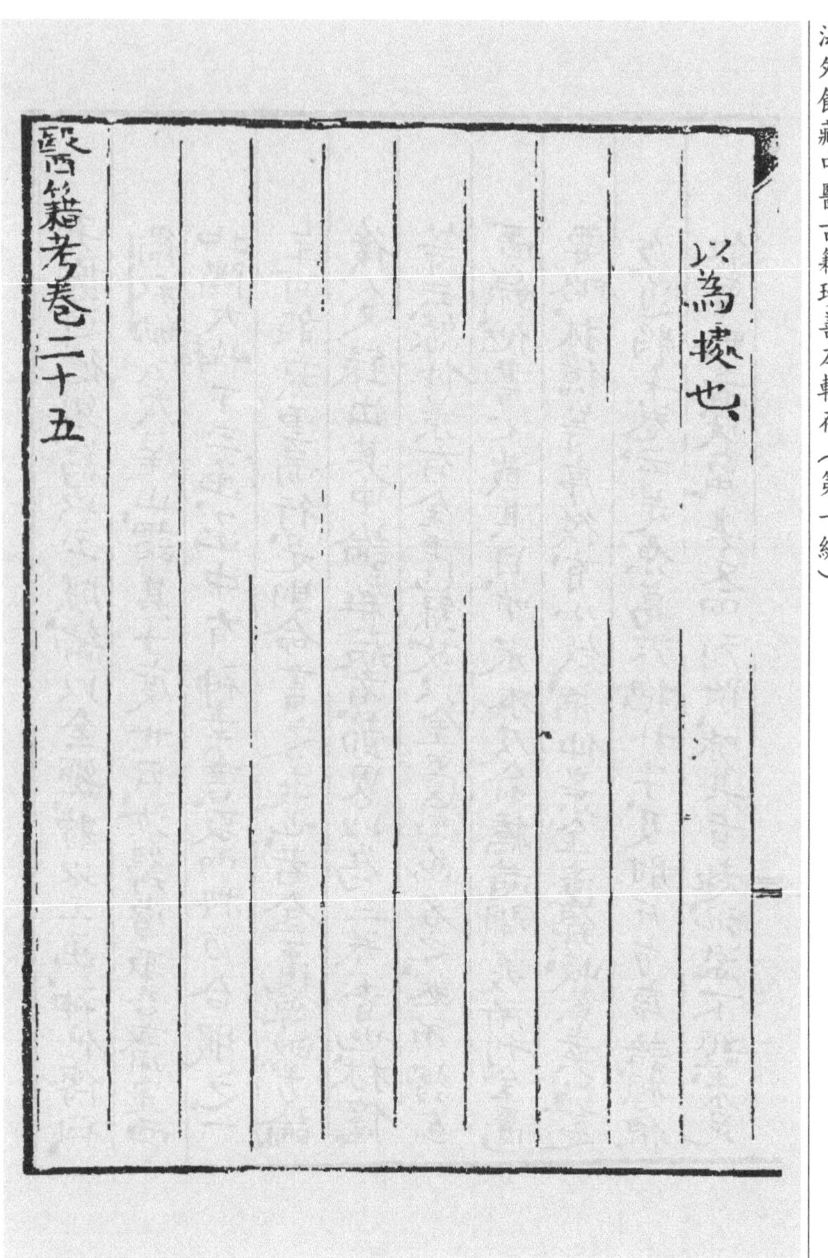

以爲據也。

醫籍考卷二十五

醫籍考卷二十六

東都　丹波元胤紹翁　編

方論四

成氏無己註解傷寒論　舊訛作圖解

國史經籍志十卷

存

嚴器之序曰：夫前聖有作，後必有繼而述之者，則其教乃得著于世矣。醫之道源自炎黄，以至神之妙，始興經方。繼而伊尹以元聖之才，撰成湯液，俾黎庶之疾疚，咸遂蠲除，使萬代之生靈，普蒙拯濟。後漢張仲景，又廣湯液爲傷寒卒病論十数卷然後醫方大備兹先聖後聖若合符節至晋大醫令王叔和以仲景之書撰次成叙得為完帙昔人以仲景方一部為衆方之祖蓋能繼述先聖之所作迄今千有餘年不墜於地者又得王氏闡明之力也傷寒論十卷其言精而奥其法約而詳非寡聞淺見所能賾究後雖有學者又各自名家未見發明僕忝醫業自幼徂老躭味仲景之書五十餘年矣雖粗得其門而近升乎堂然未入於室常為之慊然昨者邂逅聊攝成公議論該博術業精通而有家學註成傷寒十卷出以示僕其三百九十七法之内分析異同彰明隱奥調陳脉理區別陰陽使表裏以昭然俾汗下而灼見百一十二方之

後、通明名號之由、彰顯藥性之主、十劑輕重之攸分、七情制用之斯見、別氣味之所宜、明補瀉之所適、又皆引內經、旁牽衆說、方法之辨、莫不允當、寔前賢所未言、後學所未識、是得仲景之深意者也、昔所謂慊然者、今悉達其奧矣、親覩其書、誠難默默、不揆荒蕪、聊序其略、時甲子中秋日洛陽嚴器之序、

王履曰、成無己作傷寒論註、又作明理論、其表章名義、纖悉不遺、可謂善羽翼仲景者、然即入陰經之寒證、又不及宋朱奉議能識、況即病立法之本旨乎、宜其莫能知也、惟其莫知、故於三陰諸寒證、止隨文解義而已、未嘗明其何由不爲熱而

為寒也。溯洄集

陶華曰：成無已順文註釋，並無缺疑正誤之言，以致将冬時傷寒之方，通解温暑，遺禍至今而未已也。傷寒瑣言

醫林列傳曰：成無已聊攝人，家世儒醫，性識明敏，記問該博，譔述傷寒義，皆前人未經道者，指在定體，分形析證，若同而異者明之，似是而非者辨之。古今言傷寒者，祖張仲景，但因其證而用之，初未有發明其意義，成無已博極研精，深造自得，本難素靈樞諸書，以發明其奥，因仲景方論，以辨析其理，表裏虚實，陰陽死生之說，究藥病輕重去取加減之意，真得長沙公之旨趣。所著傷寒論十卷，明理論三卷，論方一卷，大

行於世。仲景全書附載

王肯堂曰：解釋仲景書者，惟成無己最爲詳明，雖隨文順釋，自相矛盾者，時或有之，亦白璧微瑕，固無損於連城也。傷寒準繩

汪琥曰：成無己註解傷寒論，猶王太僕之註內經，所難者，惟創始耳。後之人於其註之可疑者，雖多所發明，大半由其註而啟悟，至有忘其起予之功，反責其註辭之謬者。或曰：成氏註傷寒論，不過順文隨釋，但嫌其不辨叔和語，不分仲景書，正不知古人虛心著書，不敢輕易指責，所以品愈高名愈著，如吾輩者，亦自歉其饒舌耳。

四庫全書提要曰：傷寒論十卷，漢張機撰，晉王叔和編，金成無已註。明理論三卷，論方一卷，則無已所自撰，以發明機説者也。叔和，高平人，官太醫令。無已，聊攝人，生於宋嘉祐治平間。後聊攝地入於金，遂爲金人，至海陵王正隆丙子年九十餘尚存，見開禧元年歷陽張孝忠跋中。明吴勉學刻此書，題曰宋人，誤也。傷寒論前有宋高保衡、孫奇、林億等校正序，稱開寶中節度使高繼冲曾編録進上，其文理舛錯，未能考正，國家詔儒臣校正醫書，今先校定仲景傷寒論十卷，總二十二篇，合三百九十七法，除重複，有一百一十三方（案：一十三原本誤作一十六，今改正），今請頒行。又稱自仲景於今八百餘年，惟王叔和能學之云，而明方有執作傷寒論條辨，則詆叔和所編，與無己所註，多所改易竄亂，併以序例一篇為叔和偽託而刪之。國朝喻昌作尚論篇，於叔和編次之外，序例之謬，及無己所註、林億等所校之失，攻擊尤詳，皆重為考定，自謂復長沙之舊。其書盛行於世，而王氏、成氏之書遂微。然叔和為一代名醫，又去古未遠，其學當有所受；無己於斯帙，研究終身，亦必深有所得，似未可概從屏斥，盡以為非。夫朱子改大學為一經十傳，分中庸為三十三章，於學者不為無裨，必以謂孔門之舊本如是，則終無確證可憑也。今大學、中庸列朱子之本於學官，亦列鄭元之本於學官，原不偏廢，又烏可以後人重定書、遂廢王氏成氏之本矣。
成氏無己明理論宋志冒嚴器之三字。
宋志四卷
存
藥方論自序曰、制方之體、宣通補瀉輕重濇滑燥濕十劑是也、制方之用、大小緩急奇耦複七方是也、是以制方之體、欲成七方之用者、必本於氣味生成、而制方成焉、其寒熱溫涼四氣者生乎天、酸苦辛鹹甘淡六味者成乎地、生成而陰陽造化之機存焉、是以一物之內氣味兼有、一藥之中理性具矣、主對治療由是而出、斟酌其宜、參合為用、君臣佐使各以相宜宣攝變化，不可勝量。二千四百五十三病之方，悉自此而始矣。其所謂君臣佐使者，非特謂上藥一百二十種為君，中藥一百二十種為臣，下藥一百二十五種為佐使，三品之君臣也。制方之妙的與病相對，有毒無毒，所治為病主。主病之謂君，佐君之謂臣，應臣之謂使，擇其相須相使，制其相畏相惡，去其相反相殺，君臣有序，而方道備矣。方宜一君二臣三佐五使，又可一君二臣九佐使。多君少臣，多臣少佐，則氣力不全。君一臣二，制之小也。君一臣三佐五，制之中也。君一臣三佐九，制之大也。君一臣二，奇之制也。君二臣四，耦之制也。君二臣三，奇之制也。君二臣六，耦之制也。近者奇之，遠者耦之所謂遠近者，身之遠近也。在外者身半以上，同天之陽，其氣為近；在内者身半以下，同地之陰，其氣為遠。心肺位膈上，其藏為近；腎肝位膈下，其藏為遠。近而奇耦，制小其服；遠而奇耦，制大其服。腎肝位遠，數多則其氣緩，不能速達於下，必劑大而數少，取其氣迅急，可以走下也。心肺位近，數少則其氣急，不能發散於上，必劑少而數多，取其氣易散，可以補上也。所謂數者，腎一、肝三、脾五、心七、肺九，為五藏之常制，不得越者。補上治上制以緩，補下治下制以急，又急則氣味厚，緩則氣味薄，隨其攸利而施之，遠近得其宜矣。奇方之制，大而數少，以取迅走於下，所謂下藥不以耦，耦方之制，少而數多少以取發也散於上所謂汗藥不以奇經曰汗者不以奇下者不以耦處方之制無逾是也然自古諸方歷歲浸遠難可考評惟張仲景方一部最為衆方之祖是以仲景本伊尹之法伊尹本神農之經醫帙之中特為樞要參今法古不越毫末實乃大聖之所作也一百一十三方之內擇其醫門常用者方二十首因以方制之法明之庶幾少發古人之用心矣

嚴器之序曰余嘗思歷代明醫迴骸起死祛邪愈疾非曰生而知之必也祖述前聖之經才高識妙探微索隱研究義理得其旨趣故無施而不可且百病之急無急於傷寒或死或愈止於六七日之間十日以上故漢張長沙感往昔之淪喪

傷横夭之莫救，選為傷寒論一十卷，三百九十七法，一百十
三方，為醫門之規繩，治病之宗本。然自漢逮今，千有餘年，唯
王叔和得其旨趣，後人皆不得其門而入，是以其間少於註
釋，闡明於講義。自宋以來，名醫間有著述者，如龐安常作卒病
論，朱肱作活人書，韓祇和作微旨，王實作證治，雖皆互有闡
明之義，然而未能盡張長沙之深意。聊攝成公家世儒醫，性
識明敏，記問該博，撰述傷寒義，皆前人未經道者，指在定體
分形析證，若同而異者明之，似是而非者辯之，釋戰慄有内
外之診，論煩躁有陰陽之别，讝語鄭聲，令虚實之灼知，四逆
與厥，使淺深之類明，始於發熱，終於勞復，凡五十篇，目之曰

明理論所謂真得長沙公之旨趣也，使習醫之流，讀其論而知其理，識其證，而别其病，胸次了然而無惑，顧不博哉。余家醫業五十載，究旨窮經，自幼迄老，凡古今醫書，無不涉獵，觀此書，義理粲然，不能默默，因序其略。歲在壬戌八月望日，錦幈山嚴器之序。

張孝忠跋曰：右註解傷寒論十卷，明理論三卷，論方一卷，聊攝成無己之所作，自北而南，蓋兩集也。予以紹熙庚戌歲，入都，傳前十卷於醫者王光庭家，洎守荆門，又於襄陽，訪後四卷得之，望聞問切治病處方之要，槩不越此。古今言傷寒者，祖張長沙，但因其證，而用之，初未有發明其意義，成公博極研精深造，自得本難素靈樞諸書，以發明其奧。因仲景方論以辯析其理，極表裏虛實陰陽死生之說，究藥病輕重去取加減之意，毫髮了無遺恨，誠仲景之忠臣，醫家之大法也。士大夫宦四方，每病無醫，予來郴山，乏所歎息，欲示之教，難於空言，故刊此書，以為楷式，使家藏其本，人誦其言，夭横傷生庶乎免矣。成公當乙亥丙子歲，其年九十餘，則必生於嘉祐治平之間。國家長育人材，命醫學得人之效，一至于此，則天下後世凡所謂教養云者，可不深加之意也。夫開禧改元五月甲子，歷陽張孝忠。

汪琥曰：傷寒明理論，金聊攝人成無己撰，書凡四卷，其第一卷至第三卷，共論五十篇，始於發熱，終於勞復，其第四卷，發明桂枝等方二十首，此爲深得傷寒之旨趣者也。但其中四十五論云：陽明病下血讝語，此爲熱入血室者，斯蓋言男子，不止謂婦人，此與仲景之意大悖，然亦不可因其一節之短，掩其全部之長，取名明理，信不誣矣。

四庫全書提要曰：成無己所作明理論，凡五十篇，又論方二十篇，於君臣佐使之義，闡發尤明，嚴器之序，稱無己撰定傷寒義，皆前人未經道者，其推挹甚至，張孝忠亦稱無己此二集，自北而南，先以紹興庚戌得傷寒論註十卷，於醫士王光庭家，後守荊門，又於襄陽訪得明理論四卷，因爲刊板於郴

山則在當時固已深重其書矣

陶氏華傷寒明理續論

一卷

存

自序曰昔朱肱奉議著傷寒百問書經進授醫博士其書付監刊行道遇豫章名醫宋道方因就質之宋為指駁數十條肱悶然自失歸是書監不刊事見續易簡方後錄李知先又為歌括八韻二書吾鄉先輩例以為活人之書按魏志華佗傳云出書一卷此書可以活人則活人之名所由始而仲景傷寒論是也朱李二公雖知有仲景之書不能臻其閫奧未

足以克活人之名正統改元余遊京師遇臨江劉志善先生授書一卷指摘百問亦數十條携以南歸呈之松江趙景元先生奉議之書固未盡善而劉公所駁似為太察前人無議為也且仲景之書流傳既久魚魯實多微辭奧义之互見殘簡斷編之後先朱公既未知其文又不知其證候然自漢魏以來高人逸士所著不傳于今者何可勝數因出示諸書曰郭白雲傷寒補亡龐安常卒病論韓祗和微旨楊仁齋傷寒類書王寔證治常器之楊大授凡此數種皆有功于仲景而東南醫流所未見也景元亦自編六書曰傷寒類例久未之成不以示人庚寅冬予病足不出戶庭數日因觀成無己明

理論、止五十證、辨究詳明、惜其未備、於是乃集所見所聞、此類附例、斟酌而損益之、遂成一書、名曰明理續論、姑以自備遺忘、非敢傳諸人也、雖朱公百問、積平生之勤、尚不免後人之紛紜言之、予實何人、乃以數月而有所成、蓋賴古人之成訓有以啓發之、初學醫之士、或有所得焉、當有智予心者、乃記其所由於卷首云、

杭州府志曰、陶華字尚文、餘杭人、治病有奇效、一人患病、因食羊肉、涉水、結於胸中、其門人請曰、此病下之不能、吐之不出、當用何法、陶曰、宜食砒一錢、門人未之信也、乃以他藥試之、百計不效、卒依華言、一服而吐、遂愈、門人問之曰、砒性殺

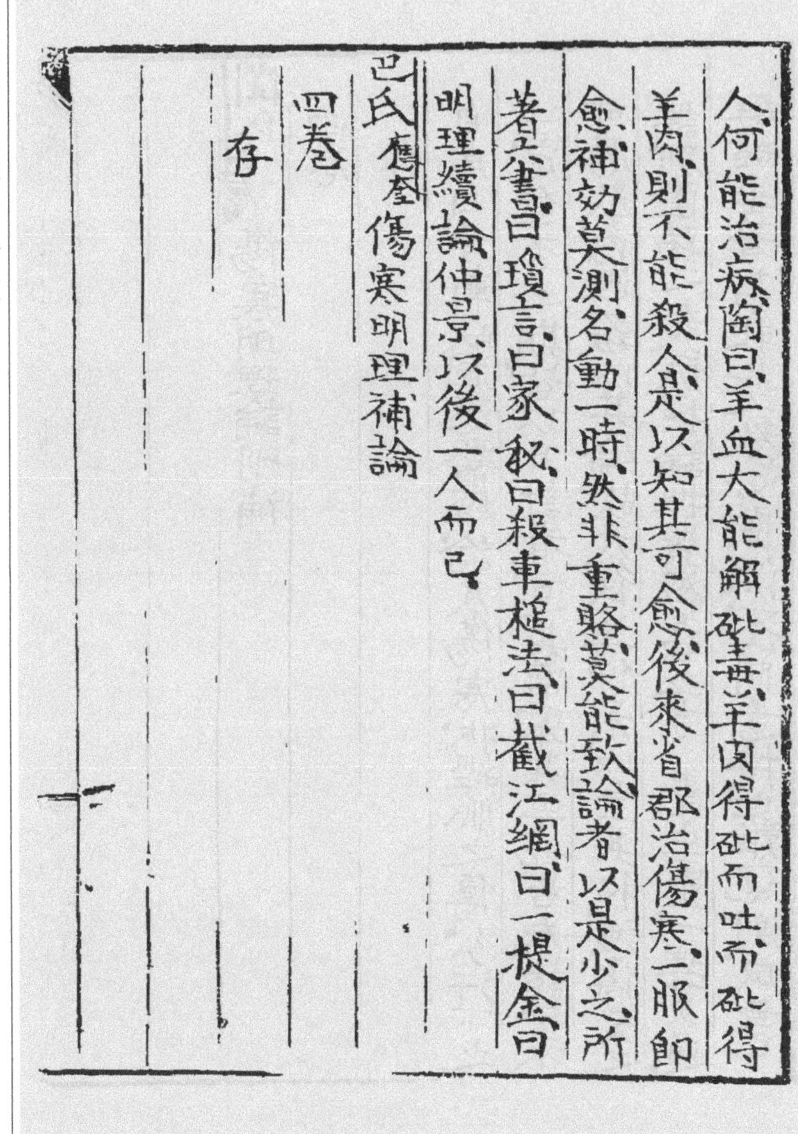

人何能治病、陶曰、羊血大能解砒毒、羊肉得砒而吐、而砒得羊肉、則不能殺人、是以知其可愈、後來省郡治傷寒、一脈即愈、神効莫測、名動一時、然非重賂、莫能致、論者以是少之、所著書曰瑣言、曰家秘、曰殺車槌法、曰截江網、曰一提金、曰明理續論、仲景以後一人而已。

巴氏應奎傷寒明理補論

四卷

存

閔氏芝慶傷寒明理論删補

四卷

存

自序曰，昔軒岐洞悉醫經，論及傷寒，狀經脈之傳，分汗下之法，定愈否之期，皆以日計者，道其常，舉其要也。若夫諸變，不可勝數。内經、難以其論，故天復生仲景，以宣其秘，洩傳變之端，别陰陽之發病，撰論推廣經義之方。惠生靈，一理貫通，群緒畢著，第非九之教，必闡深，文簡意博，世難窺測，成無己舊註研窮，創為訓解，雖不能悉合微妙，而發明者殊多，更出餘意，以著明理論，誠恐理有不明，則執迷妄意，戕害必罪，故註外詳一耳，上宗前哲，亦啓後學，寧不毀乎，議論五十首，彰顯表裏實虛，方論二十章，剖析 直匡，佐夫死生有據，治療堪憑，學者引伸觸類，自可明其未盡 者，然必究內經與傷寒論，庶乎學有源流，心有主宰，理可自明，苟然端本尋支，徒爾檢閱斯集，則重道成氏之心，終可慨然昧理也，至陶尚文家秘之類，剽竊成氏者耳，烏能出其右哉，觀者當知取舍矣，雖然，璧或有瑕，書難盡信，稍為補刪，使屬僭踰，三卷之中，惟煩證虛煩陽厥陰厥，刪者全文，補以愚意，如其次第，仍於四條下明即其故見全刪全補者與他條有別也其餘六十六條或刪字或刪句因詞繁而刪因說悮而刪悉順原文仍令上下貫通間有明以鄙意補其闕略者則皆細書令其昔今不紊也蓋由欲助明理以勝遂因成氏舊而損益之不自知其妄耳志醫士可不思明理耶西吳松筠館主人閱芝慶題

按芝慶曰煩者不能安靜之貌較諸躁則輕爲因於熱者固多亦有因於寒者爲成氏誤以煩熱爲一條云煩者熱也其躁煩一條亦欠妥因併刪而改之又四逆與厥其義無異而皆變文耳成氏謂四逆輕於厥編爲二證仍就其論而采所可取舍其所當去爲陽厥陰厥二

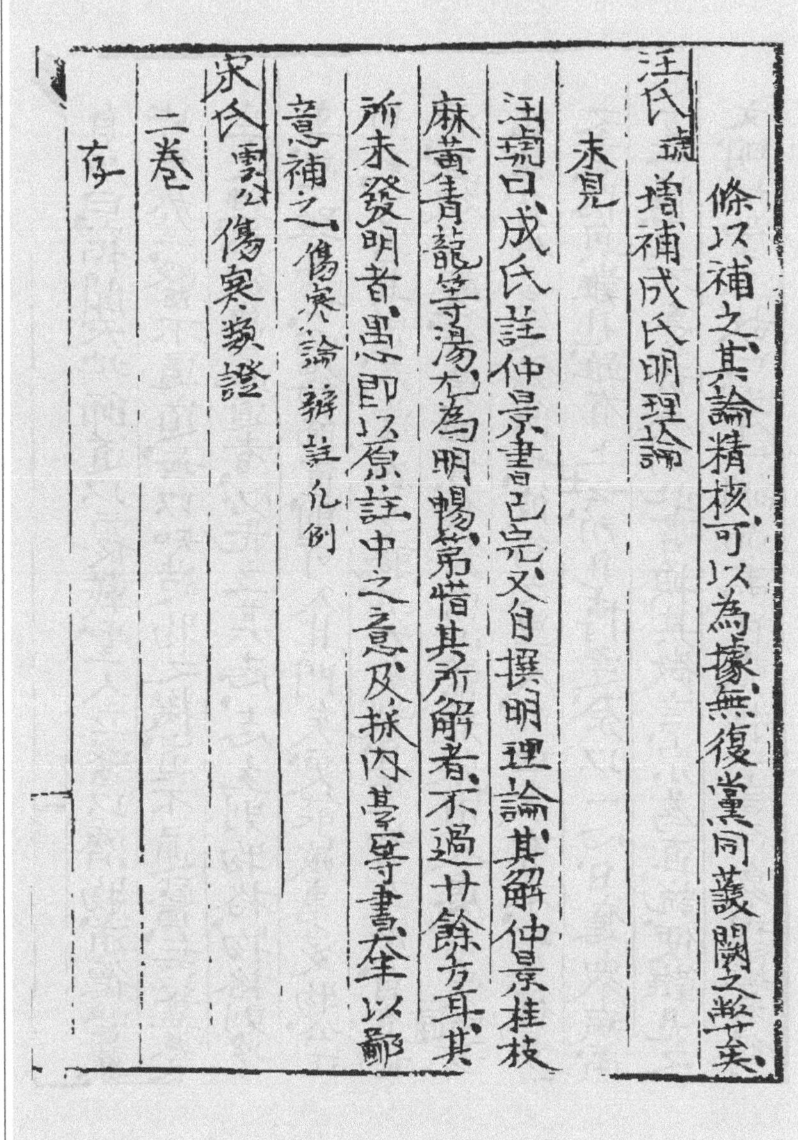

條以補之其論精核可以為據無復黨同護闕之弊矣

汪氏琥 增補成氏明理論

未見

汪琥曰成氏註仲景書已完又自撰明理論其解仲景桂枝麻黃青龍等湯尤為明暢第惜其所解者不過廿餘方耳其所未發明者愚即以原註中之意及採內臺等書參以鄙意補之 傷寒論辯註凡例

宋氏雲公 傷寒類證

二卷

存

自序曰：竊聞天地師道以覆載，聖人立醫以濟物。道德醫藥皆原於一，醫不通道無以知造物之機，道不通醫無以盡養生之理。然欲學此道者，必先立其志，志立則物格，物格則學專。學雖專也，必得師匠則可入其門矣。更能敬惠愛物，公正無私，方合其道。夫掌命之職，其大矣哉。且聖智玄遠，自有樞要。淹欲窮鑿，徒勞皓首。僕於常山醫流張道人處密受通玄類證，乃仲景之鈐法也。彼得之異人，而世未有本。切念仲景之書隱奧難見，雖有上士所見博達，奈以一心日應衆病，萬一差悞，豈不憂哉。今則此書換其微言，宗為直說，使難見之文明於掌上。故曰舉一綱而萬目張，標一言而衆理顯。若得

是書以補廢志、其濟世也不亦深乎、故命工開版庶傳永久

旹大定癸未九月望日、河内宋雲公述、

汪琥曰、明李虞山人校刊類證三卷、於仲景全書中、其書以仲景三百九十七法、分為五十門、以太陽等六經編為辰卯寅丑子亥字號、有如五十門以嘔吐門為始、見辰字號某嘔證當用仲景某方、與馬宗素鈐法相似、亦別無發明處、故準繩凡例云、纂集傷寒者衆矣、知尊仲景書、而遺後賢續法者、好古之過也、類證諸書是也、

傷寒摘疑　九靈山房集丹溪翁傳、從傷寒辨疑、宋濂丹溪石表辭、作傷寒論辨、

讀書敏求記一卷

未見

錢曾曰：朱彥脩謂仲景書，儒家之論孟也，復何所疑？摘之者竊恐摘簡斷文，章句或誤，故畧紀所疑，而附以己意，非敢致疑于仲景也。

汪琥曰：傷寒摘疑問目，元丹溪朱震亨撰，書止一卷，始議脈，終議證與治，此亦闡揚仲景之文，大有益於後學者，惜乎其論止一十九條而已。

滑氏壽傷寒例鈔 醫史嬰寧生傳作讀傷寒論鈔

三卷

未見

汪琥曰，傷寒例鈔，元許昌滑壽伯仁集，書凡三卷，其上卷首鈔傷寒例，次鈔六經，有如太陽一經，先鈔本經總例，曰在經之證，曰入府之證，曰傳變之證，又次鈔本經雜例，凡三陽經及合併病，皆如上例，鈔作一卷，其中卷則鈔三陰經例及陰陽差後勞食復例，其下卷則鈔脈例，有如亡血脈、陽衰脈、病脈、難治脈，又如六經中風，及傷風見寒，傷寒見風，溫病，風溫，溼溫，暍，霍亂，厥逆，下利，嘔吐，可否汗下之條，皆鈔其脈，末後則鈔死證三十餘條，其於仲景之論，略無發明，亦止便學者之記習耳，

許氏宏金鏡內臺方議

十二卷

存

建安縣志曰，許宏字宗道，幼業儒，而隱於醫，奇證異疾，醫之輒效，又工詩文，寫山水花卉，皆臻其妙，卒年八十一，所著有通元錄，行世，

汪琥曰，金鏡內臺方議，建安許弘集，書凡十二卷，其第一卷至十卷，議仲景麻黃桂枝等湯方，第十一卷，議丸散等散方，第十二卷，議理中等丸方，其說雖以成註為主，然亦多所發明，是亦大有裨於仲景者也，琥按，許氏不知何代人，不詳其字，閱其文義，想係是金元時人耳。

按許宏以傷寒論為金鏡內臺方，雜病論為外臺方，考內外臺之稱，未聞有命仲景書者，而其為義殆不相類，

詳見于方論第十九外臺秘要下、許氏所稱其意若云內外篇耳、許又著湖海奇方八卷自序題永樂二十年、歲在壬寅、七月二十四日己卯、建安八十二翁許宏謹書、則縣志稱以八十一卒、誤矣、汪琥為金元間人、亦失考也、

汪氏琥傷寒選錄

八卷

存

自序曰傷寒論者、仲景張先生之所作也、自漢而下、推明之者殆且百家、求其能發其旨者、十百而一二焉、余於壯年嘗輯諸說少加隱括分條備註、祖仲景者書之以墨、附諸家者、

別之以殊去取未必正也較諸他書頗為詳盡臨證一覽而諸説皆在于目矣稿已粗具奈何年逾七十兩目昏矇莫能執筆稿幾廢棄如故紙也幸同邑石墅陳子榯和溪程子鎬于余最厚論及傷寒因檢故稿出示條例既而語諸予曰此稿成之不易茲皆視如故紙則前功盡棄誠可惜哉吾等當極鴑鈍以終厥志何如余曰固所願也第恐年老弗及見焉于是盡取諸書付之見其授受唯謹夙夜匪懈從事于斯益其所未益增其所未增遂條補輯反復數過不憚其勞如此爰及三載始克告成余曰業已廢棄今賴二子得成全書眞不負余之所願也人言有志者事竟成豈不信哉噫齒將没

矣。尚獲覩其成功，余之幸也。又如何耶？名其書曰傷寒選録，蓋因備取諸家之說，而選其近於理者，靡不蒐録。又奚俟余贅辭？孔子曰：述而不作，信而好古。其斯之謂歟？故為之序。嘉靖丙申年三月朔旦，新安祁門汪機序。

凡例曰：諸先賢所論於仲景，有發明者，並採輯卷首，以備識見耳。一編集多倣王安道所定次序，以傷寒例居六經之首，病篇次之。一六經諸病，皆倣成無己例，摘取諸證條中一證，别立條款，為之發明。成氏或有所未瑩者，復附諸賢所論，俾學者知有所擇也。一各證成氏所釋，有未當者，復採諸賢之說，以附益之，使觀者知所適從也。

方者，則參考諸書之有方者補之，別例圖不敢比同于仲景。蓋恐其方或有所未當也。一所集諸賢之説，但註其姓氏，不敢直書其名，如成無已曰成氏，劉河間曰劉氏，韓祗和曰韓氏，龐安常曰龐氏，錢聞禮曰錢氏，許叔微曰許氏，朱肱曰朱氏，吴綬曰吴氏，陶尚文曰陶氏，朱丹溪曰丹溪，張兼善曰張氏。

胡氏　朝臣　傷寒類編

七卷

存

璲曰：昔人疑傷寒論非全書，乃叔和雜以己意而成之者。按王安道謂六經病篇立法嚴而處方審、仲景妙義攸存、必非叔和所能、贊辭也、其有增附者、厥陰下利嘔噦諸證、與脈法可汗不可汗等篇而已、余然其言、為類編書、列傷寒例於前、六經病次之、差後病又次之、相類病又次之、脈法居後、惟錄其有關於傷寒者、諸方則另為一卷、皆節取成註、欲使初學易於尋究爾、若專門通敬之士、自當求全書而閱之、固不可厭繁雜而就簡便也、嘉靖甲子歲春正月吉日、賜進士出身奉政大夫通政使司右參議會稽敬所胡朝臣書、

汪琥曰、傷寒類編、明會稽進士胡朝臣著、書凡七卷、列傷寒

例於前六經病次之差後病又次之相類病又次之脈法居後方附卷末其大旨不過削叔和繁文採集仲景要旨如太陽病曰有汗曰無汗曰水氣曰裏寒曰裏熱曰裏虛曰汗後曰吐後曰下後曰汗吐下後各自分類他經倣此每條之下皆節取成註毫無增益恐初學厭全書之繁故為是編使易於誦習耳

方氏有執傷寒論條辨

八卷

存

自序曰傷寒論之書仲景氏統道垂教之遺經治病用藥大

方大法之藝祖醫家繼開之要典有生之不可一日無仁孝之所不可不知者也切緣遠世文章傳稱簡古貞雅别旨多微隱而理趣幽玄惜承流匪人門牆莫覩鑿者紛紛註者諸說蕪穢塵蒙致束諸高閣危如一綫有自來矣胡氏春秋傳曰聖人大訓不明於後世皆庸腐學經不知其義者之罪爾信哉言也嗚呼斯文如此遂至澆風競著正學沈淪邪說横行人心日惑以交際言則皆粉飾逢迎迂士豈然唯惟是行成習久矣若之何不疾病顛連札夭接迹嗚呼世途醫道尙可言哉余以身經艱難死幸重生因偶竊目觀瀾遂覺猛驚大意瞿然嘆曰今日之幸何莫非天天之留我必有我意有

意於我。其在斯乎。然則難也非難也。警言也。警言以事天人之道也。盡天盡人盡在我。爾我且致盡於斯。或者其庶幾乎。若是不揣愚陋。改故即新。輸心委志。游適淑遐。新歷風霜。晨宵砥礪。積以心世。憂勤僅免。辨成斯錄。於發揚經義之蘊奧。雖不敢以仿佛言焉。探本溯源。蓋有若自得其萬一於言表者。亦不敢自欺也。客有就觀者。發軍截江。自謂以為珍重子孫。計是何如邪。應之曰。弗如也。梱綱固奇貨可居。得以計子孫。私吾道也。若謂可以為其所欲為。則自羲農黃帝堯舜禹湯文武周公孔孟以至周程張朱。何樂而不為耶。蓋道本乎天。天與賢則與賢。天與子則與子。孔氏之有子思。猶夏后氏之有啓天也故道非聖賢不世出本草素靈難經以來皆如此豈貨之為貨可以遺子孫而世其居乎吾亦天吾之天以天人之天爾弗如也然則天天將何如曰蘇子以天與我必我用我知之不以告人必為棄天輕用之為褻天是以汲汲以干時為於用也吾老矣不能篤不能干不能必又不能忘情於蘇氏子之言若天未欲斯道之一綫隧則必有全補天心天手者出嗚呼微斯人將焉用斯吾將刻之刻之以待庶乎斯道之世其綿有在其用有馮此固吾天天之初心也子將謂何客曰善於是乎書時萬曆壬辰上元節日歙之中山山中七十翁方有執自序

跋曰昔人論醫、謂前乎仲景有法無方、後乎仲景有方無法、方法具備、惟仲景此書、然則此書者、盡斯道體用之全、得聖人之經、而時出者、後有作者、終莫能比德焉、是故繼往開來、莫善於此、愚自受讀以來、沈潛涵泳、反覆紬繹、竊怪簡編條冊、顛倒錯亂殊甚、蓋編始雖由於叔和、而源流已遠、中間時異世殊、不無蠹殘人弊、今非古是、物固然也、而注家則置弗理會、但徒依文順釋、譬如童蒙受教於師、惟解隨聲傳誦、一毫意義、曾不關心、至歷扞格聱牙、則又掇拾假借、以牽合、即其負前修、以誤後進、則其禍斯時與害往者、不待言也、所謂舟一也、操而善則有利濟之功、不善則不惟適足以殺人而又併已亦淪胥以自溺者猶是也是故君子慎術不亦可懼也夫於是不憚險遥多方博訪廣益見聞憲積久長晚忽豁然乃出所日得重考修輯屬草於萬曆壬午成於去歲己丑倩書謄脫方幸字得頗佳而校討點畫則又率多訛謬自慨今年七十一矣不免強拭眵昏力指訂梓復客留後凡若千萬言移整若干條考訂若干字曰傷寒論者仲景之遺書也條辨者正叔和故方位而條還之之謂也嗚呼仲景聖當時而祖百代其神功妙用聞而不得見所可見者僅存是書溯是書以求其道由其道以續其宗亦惟係乎人之心志用不用何如耳今也以生乎千五百年之下而欲淵源于千五百年

上人之遺言，鍵發其神妙，以擬莘由，豈可以容易言哉。然時世雖殊，人心則一，不一者事，至一者道。誠能心仲景之心，志仲景之志，以求之，則道在是也。道得則仲景得矣，尚何時世之間可以二言邪。是故具述其本末，粗陳大義，俟諸來哲，其家精詳之，期斯道協隆重明，以之修己治人，進之拱成盛順化，念茲在茲，施於有政，庶幾將來，雖或時災，率循通變，若綏正命，則仲景在我，而聖賢之宗風不墜，是非吾人顧念天之所以與我，而我當求盡其所以體之全之之一事邪。他固非愚之所可豫知也，曷敢道哉。抑揣餘景，衰肘醜瘠，何可以入人目，而乃勉勉若是，以取身後嗤嗤邪。不然也，蓋亦不過遠惟或者得徹觀於有道在任則亦尚可以少見競競專致搜存一筆之不敢苟云爾萬曆二十一年歲次癸巳仲冬閏辛巳朔粤三日癸未朏新安方有執自跋

閱芝廬曰方氏作條辨以太陽一經爲三篇分衛中風爲上篇其間總論中風傷寒如太陽病七日以上自愈者之類不能悉舉此等既屬總論則難分而爲二以之列於上篇固無不可但與衛中風爲上篇之説少違耳又據分營傷寒爲中篇凡有傷寒二字居各條之首者悉入焉不知其中固有專指營傷寒者亦有兼指衛中風者蓋中風與傷寒可分爲二名又可合而俱稱傷寒是以中風與傷寒爲病自古通謂之

傷寒如傷寒一二日、陽明少陽證不見者、為不傳也之類、是皆兼論中風於言外者也、乃因傷寒二字居首、遂列中篇、以亦有據、但既有營傷寒為中篇之說、則後人倘有執泥、而謂與中風無涉者、從茲始矣、又將發汗已發汗病不解發汗之類、皆列於中篇、意以發汗者、必麻黃湯證也、不知麻黃湯固為發汗之劑、桂枝湯雖云解肌、亦稱發汗、觀於篇中所云病常自汗出者、此為營氣和云云、結之曰、復發其汗、營衛和則愈、宜桂枝湯、則桂枝湯亦稱發汗可知矣、烏得以凡云發汗者、皆入營傷寒之篇也、又據以營衛俱中風寒者為下篇、凡脉浮緊、及傷寒脉浮者、皆入焉、即舉其所註而辨之、其一卷第一證太陽之為病脈浮頭項強痛而惡寒註曰尺寸俱浮者知為病在太陽又曰揭太陽之總病為二百篇之大綱云云似知或中風或傷寒或風寒兩傷凡屬太陽者皆當用浮脈矣又據其三卷第十三證傷寒脈浮滑此表有熱註曰傷寒脈不浮浮者風也何與三陽大綱之註自相矛盾而獨指浮為風耶遂將凡脈浮緊及傷寒脈浮者皆入風寒兩傷之篇非矣不特此也其三卷三十五證傷寒胸中有熱註云熱以風言第三十八證傷寒十三日不解過經讝語者以有熱也註曰熱風也豈不知始自太陽者或中風或傷寒皆能成熱故素問熱論曰人之傷於寒也則為病熱焉得獨以熱為風乎

遂將凡傷寒有熱及發熱及如瘧之發熱惡寒熱多寒少者皆入風寒兩傷之篇謬亦甚矣方氏之心無一非欲立異以為高故其編次悉更舊本前者後之後者前之諸篇皆有更移太陽三篇為甚將欲求勝於叔和設使人各一見以自高何時復出仲景而始定余何人也敢妄意有更

汪琥曰傷寒條辨明歙人方有執著書凡八卷先圖說次削例又次辨太陽病以風傷衛為上篇分第一卷寒傷營為中篇分第二卷營衛具傷為下篇分第三卷陽明少陽二經病分第四卷三陰經病分第五卷風溫雜病及霍亂陰陽易差後等病分第六卷痙濕暍及辨脈法分第七卷汗吐下可不

可分第八卷，後又附鈔本草，其條辨仲景六經篇文，可謂詳且盡矣。

四庫全書提要曰：傷寒論條辨八卷，附本草鈔一卷，或問一卷，痙書一卷。明方有執撰。有執字中行，歙縣人。是書刻於萬曆壬辰，前有己丑自序一篇，又有辛卯後序一篇，又有癸巳所作引一篇，則刻成時所加也。大旨以後漢張機傷寒卒病論，初編次於王叔和，已有改移，及金成無己作註，又多所竄亂。醫者或以爲不全之書，置而不習，或洛習二家之誤，彌失其真。乃竭二十餘年之力，尋求端緒，排比成編，一一推作者之意，爲之考訂，故名曰條辨。其原本傷寒例一篇，不知爲何人所加者竟削去之而以本草鈔一卷或問一卷附綴於末又以醫家誤痙為驚風多所夭枉乃歷引素問金匱要略傷寒卒病論諸說為痙書一卷併附於後有執既沒其板散佚江西喻昌遂採掇有執之說參以己意作傷寒尚論篇盛行於世而有執之書遂微國朝康熙甲寅順天林起龍得有執原本惡昌之剽襲舊說而諱所自來乃重為評點刊板併以尚論篇附刊於末以證明其事即此本也起龍序文於昌毒詈醜詆頗乖雅道其所評論亦皆贊美之詞於病證方藥無所發明今並削而不載所附刻之尚論篇原本具存已別著錄其異同得失可以互勘不待此本之複載今亦削之而附

存原目於此焉。

王氏肯堂傷寒準繩

醫藏目録八卷

存

自序曰：夫有生必有死，萬物之常也。然死不死於老而死於病者，萬物皆然，而人為甚。故聖人憫之，而醫藥興。醫藥興而天下之人又不死於病而死於醫藥矣。智者憤其然，因曰：病而不藥，得中醫。豈不信哉？或曰：此但為傷寒言之也。雖然，微獨傷寒，特傷寒為甚爾。蓋醫莫不宗本黃岐，今其書具在，然有論而無方。方法之備，自張仲景始。如仲景，雖獨以傷寒著，然二千年以來其間以醫名世為後世所師承者未有不從仲景之書悟入而能徑窺黃岐之壼奧者也故黃岐猶羲文也仲景其孔子乎易水師弟則濂洛諸賢金華師弟則關閩諸大儒也擬人者不倫於此矣王好古曰傷寒之法可以治雜病雜病法不可以治傷寒豈誠然哉傷寒法出於仲景故可以治雜病而為雜病法者多未嘗夢見仲景者也故不可以治傷寒也然則傷寒論可弗讀乎而世之醫有終身目不識者獨執陶氏六書以為枕中鴻寶爾夫以陶氏之書不過剽南陽唾餘尚未望見易水門牆而輒詆傷寒論為非全書聾瞽來學蓋仲景之罪人也而世方宗之夭枉可勝道哉余少

而讀仲景書今老矣尚未能窺其堂室平生手一編丹鉛殆徧
紙敝墨渝海虞嚴道徹見而愛之欲壽諸梓而余不之許非
靳之蓋慎之也丁酉戊戌間因嘉善高生請始輯雜病準繩
而不及傷寒非後之蓋難之也今歲秋同年姜仲文知余所
輯雜病外尚有傷寒婦嬰瘍科為準繩者四遣使來就鈔而
不知余奪於幽憂兒病未屬草也因感之而先成傷寒書八
帙始於八月朔而告完於重九或曰以數千萬言成於四旬
不太草草乎曰余之醞釀于冊府而漁獵於書林蓋三十餘
年矣不可謂草草也傷寒一病爾而數十萬言不太繁乎曰
吾猶病其略也何也是書之設為因證檢書而求治法者設

一也故分證而不詳則意其誤也詳則多互見而複出而又安得不要後之註仲景書續仲景法者或見其大全或窺其一斑焉可以為後學指南其擇而載之而又安得不繁且夫人讀一書解一語苟迷其理有礙於胸中以問知者則唯恐其不吾告與告之不詳余固駑下然學醫之資差不在人後以余所白首不能究者與天下後世共究之將讀之恐其易盡而顧患繁乎哉丹陽賀知忍中祕心乎濟物而勇於為義領為余流通書未成已鳩工庀具矣余之遄成以此因叙于篇首時萬曆三十二年歲次甲辰重九日念西居士王肯堂宇泰書

凡例曰、纂傷寒書者衆矣、知尊仲景書而遺後賢續法者、好古之過也、類證諸書是也、惟俗眼之便而雅俗雜陳、涵繩莫辨、使世不知孰為仲景者、俗工之謬也、瑣言蘊要諸書是也、惟婁氏綱目、列六經正病於前、而次合病併病汗吐下後諸壞病于後、又次之以四時感異氣而變者、與婦嬰終焉、而每條之中、備列仲景法、然後以後賢續法附之、既該括百家、又不相淆雜、義例之善、無出其右、其書篇目、大抵因之、一解釋仲景書者、惟成無己最為詳明、雖隨文順釋、自相矛盾者、時或有之、亦白璧微瑕、固無損於連城也、後此趙嗣真、張兼善之流、皆有發明、並可為成氏忠臣、張公貢孫、故多采綴、使學

者一覽洞然而一得之愚亦時附焉其文義淺近不必訓釋
者則一切省之同一字趙者嗣真也張者兼善也黄者仲理
也活者朱肱活人書也龐者安時也許者叔微學士也本者
許之本事方也韓者祗和也孫者兆也潔者潔古張元素也
雷者潔古之子雲岐子也垣者李東垣而丹者朱丹溪也海
者王海藏也王者履也羅者天益也戴者元禮也吳者全善
也吳者綬也陶者華也其不系姓字者自篇首錯誤數語之
外皆仲景論文也一內經云風雨寒暑不得虛邪不能獨傷
人至于丹溪又云傷寒屬内傷者十居八九當以補元氣為
主由是言之後人治傷寒者既皆識仲景之法不盡又不知

其病本於內傷虛勞，而思補養，但用汗下致死者，其殺人何異刀劍。與之言至此，切骨痛心。今雖以後賢補養之法附載于篇，而書不盡言，言不盡意，尤望臨病之士，重人命而懼陰譴，熟玩此書，無疑于心，而後形于手，用藥即不能然，寧過於謹護元氣，無孟浪汗下，而後庶幾乎少失也。

明史豪全王樵傳曰：子肯堂，字宇泰，舉萬曆十七年進士，選庶吉士，授檢討。傳覽群籍，聲者館閣。倭寇朝鮮，疏陳下議，願假御史銜練兵海上。疏留中，因引疾歸。京察，降調。家居久之，吏部侍郎楊時喬薦補南京行人司副，終福建參政。肯堂好讀書，著述甚富，雅工書法，以其尤精醫理，故又附見方伎傳中。

又方伎傳曰：王肯堂字宇泰，金壇人。萬曆中舉進士，選庶吉士，授檢討，以京察貶官，終福建參政。肯堂博極群書，兼通醫學，所著證治準繩，爲醫家所宗。

汪琥曰：傷寒證治準繩，明金壇王肯堂字宇泰甫輯，書凡八帙，首列序例，入門辨證，内外傷及類傷寒辨，其第一帙，則以傷寒總例居前，總例者，乃叙四時傷寒傳變，及汗吐下法，又愈解死證，陰陽表裏，傷寒雜病類證，雜論，察色要略。第二帙則以太陽例居前，而以發熱，惡寒，惡風，頭痛等證，附之。第三帙則以陽明病居前，而以不大便，不得卧，自汗，潮熱，譫語等證，附之。又少陽病，口苦，咽乾，往來寒熱等證，亦并附焉。其第四帙先列三陰總論太陰病則附以腹滿痛等證少陰病則附以但欲寐口燥咽乾等證厥陰病則附以氣上衝心等證第五帙則言合併病及汗吐下後不解喘而短氣等證第六帙則繼以小便利不利等證復附以狐惑百合兩感證第七帙則言勞食復差後等證又言四時傷寒不同溫暑瘧痙等證後附以婦人小兒傷寒第八帙則辨脈法萊某性其書悉因婁氏綱目之義而以仲景方論為主後贅續法附是傷寒之書至此可為詳且盡矣但惜其暴於註畧及諸方之義不能明暢又甚云發熱惡寒頭痛等證諸經皆有何得限定附之一經之中於余不能無遺憾矣

趙氏闡義集註傷寒論

十卷

存

凡例曰：仲景之書，精入無倫，非善讀者，未免滯於語下。諸家論述，各有發明，而聊攝成氏引經析義，尤稱詳洽，雖抵悟附會，間或時有，然諸家莫能勝之。初學不能舍此索途也。悉依舊本，不敢去取。一諸家善發仲景之義者，無過南陽。外此如叔維、潛善、潔古、安常、東垣、毋溪、安道，近代如三陽、宇泰諸君子，單詞片語，雖不盡拘長沙，輒跡實深得長沙精義，急為拔入，以補六經未發之旨也。一是書，仲景自序，原為十六卷至叔和次為三十六卷今坊本僅得十卷而七八卷又合兩為一十卷僅次遺言先後詳略非復仲景叔和之舊矣今依辨平脈法為一卷首傷寒大例及六經次第不復妄有詮次止以先後匀適為六卷其遺方併入論集使於簡閱大抵因三陽王氏義例云

按是書所採成氏註解之外凡二十有二家韓習頗為詳博若沈亮宸王文祿唐不巖張卿子說世從不見別為採載者考沈名晉垣張名遂辰同錢塘人王字世廉號沂陽海鹽人著有醫先一卷其事履並見縣志特唐不巖一人未詳其貫想亦係明季人蓋閱是輯書之

時俗爲參訂者故附入其說也、

史氏 闇然 傷寒論註

十四卷

未見

汪琥曰、史氏傷寒論註、明越人史闇然百發氏著、書凡十四卷、其第一卷先平脈法、第二卷辨脈法、第三卷太陽病、第四卷陽明少陽病、第五卷太陰少陰病、第六卷厥陰病、第七卷痙濕暍霍亂以至於差後等病、而復集陰陽毒百合狐惑等證、名曰補遺、第八卷乃次傷寒例、第九卷辨汗吐下可不可、第十卷辨外感內傷及食積痰等十二證與傷寒異、第十一卷則載仲景原論中桂枝湯等九十一方第十二卷則採金匱并麻黃甲湯等二十二方補之第十三卷則採局方治四時感冒如香蘇飲等十一首附以補方八首第十四卷則採劉河間治夏月感冒方六首其大旨以仲景叔和耆公論如言脈處則曰驚悸脈曰相來脈曰殘賊災怪等脈如辯證處則曰太陽本證曰傳經曰春溫曰愈期曰壞證曰合病曰併病曰衄曰冒曰喘曰吐等各就本文而標出之其治春溫均熱則採活人書如毋乾葛湯萎蕤湯以主治此為可取之處又其註病人身大熱反欲得近衣節則引陶節菴云虛弱素寒之人感邪發熱熱邪浮淺不勝沉寒故內怯欲近衣此為大誤

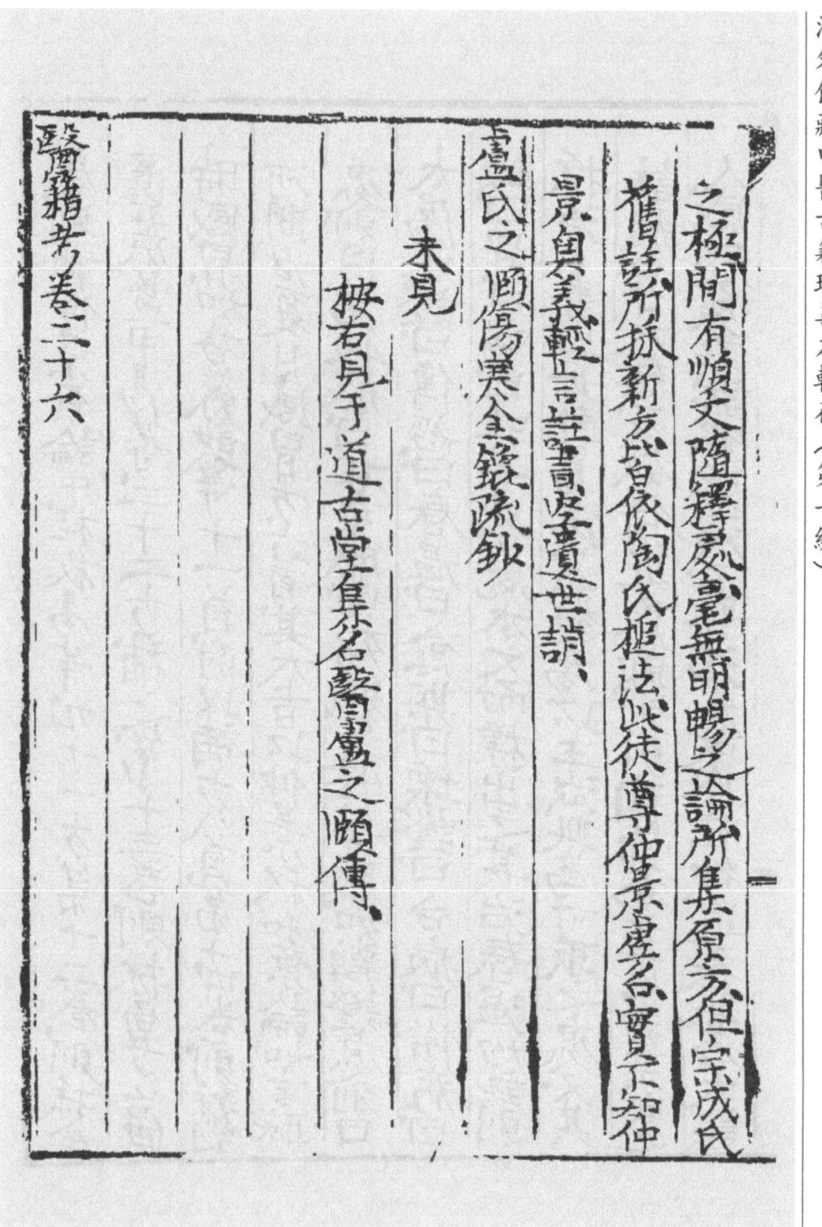

之極閒有順文隨釋處毫無明暢之論所集原方但宗成氏舊註所採新方皆自依陶氏樞法此徒尊仲景虛名實不知仲景負其義輕言註書寧遺世誚

盧氏之頤傷寒金鎞疏鈔

未見

按右見于道古堂集名醫盧之頤傳

醫籍考卷二十六

醫籍考卷二十七

東都　丹波元胤紹翁　編

方論五

喻氏昌尚論張仲景傷寒論重編三百九十七法

四卷

存

自序畧曰：嘗慨仲景《傷寒論》一書，天苞地符，為衆法之宗，群方之祖，雜以後人知見，反為塵飯土羹，莫適於用，茲特以自然之理引伸觸類，闡發神明，重開生面，讀之快然，覺無餘憾，至春溫一證，别闢手眼，引《內經》為例，曲暢厥旨，究不敢於仲景論外旁溢一辭，後有作者，庶不為冥索旁趨，得以踵施輙效，端有望焉。窮源千仞，進求靈素、難經、甲乙諸書，文義浩瀚，難以精研，用是參究仲景金匱之書，分門析類，定為雜證法律十卷。覃思九載，擬議以通玄奧，俾觀者爽然心目，合之傷寒論，可為濟川之舟楫，烹魚之釜鬵，必塞吾生一日之責，節使貽識於識者，所不辭也。夫人患無性靈，不患無理道；世患無理道，不患無知我。古君子執理不阿，乘道不枉，名山國門，御庶幾一遇，氣求聲應，今昔一揆。是編聊引其端，等諸爝火，俟夫圓通上智，出其光華，於以昭徹玄微，與黃岐仲景而合轍，昌也糠粃在前，有然不施矣。皆順治戊子歲孟夏月，西昌喻昌。

嘉言甫識

汪琥曰傷寒尚論篇清順治初西昌喻昌嘉言甫著書凡五卷首卷尚論張仲景傷寒大意及叔和編次林億成無已校註之失又駁正序例及論春溫并駁正溫瘧等證四變之妄其第一卷分太陽三篇以風傷衛之證為上篇寒傷營之證為中篇風寒兩傷之證為下篇第二卷分陽明三篇以邪入太陽陽明為上篇正陽陽明為中篇少陽陽明為下篇第三卷止少陽全篇而附以合併病壞病痰病第四卷三陰篇太陰止一全篇少陰則分前後二篇以直中之證為前篇傳經之證為後篇厥陰止一全篇復附以過經不解差後勞復陰

陽易病，其書實本方氏條辨之註，而復加發明著成此編，俱其以太陽篇病如桂枝證頭不痛云云，此為胷有寒，是痰復以病人有寒復發汗，胃中冷之真寒，亦是痰，遂於壞病之後復增一痰病，殊悖於理。又少陰既分寒熱二證，而太陰厥陰獨無寒熱二證之分。又云陰陽易外，男子無女勞復，皆於理有未安。至其顛倒仲景原論中誤次，不待言矣。

四庫全書提要曰：尚論篇八卷，國朝喻昌撰。昌字嘉言，南昌人。崇禎中以選貢入都，卒無所就，往來靖安間，後又寓常熟，所至皆以醫術著名。是書本名尚論張仲景傷寒論重編三百九十一法，其文過繁，難舉世稱尚論篇，省文也。首為尚論大意一篇，謂張仲景著卒病傷寒論十六卷，其卒病論六卷，已不可復睹，即傷寒論十卷，亦劫火之餘，僅得之口授，其篇目前後差錯，頼有三百九十七法、一百一十三方之名目，可為拔正。晉大醫令王叔和附以己意編集成書，共二十二篇。今世所傳，乃直秘閣林億所校正、宋人成無己所詮註。案成無己乃金人，此言宋人，誤，謹附訂於此。二家過於尊信叔和，往往先傳後經，以叔和纂異之詞混編為仲景之書，如一卷之平脈法，三卷之序例，其文原不雅馴，反首列之，則其為校正詮註乃仲景之不幸也。程德齋因之作傷寒鈐，既多不經，王履又以傷寒例居前，六經病次之，類傷寒病又次之，至若雜病，雜脈，與傷寒無預者皆略去定為二百八十三法亦無足取惟方有執作傷寒條辨削去叔和序例大得尊經之旨太陽三篇改叔和之舊以風寒之傷營衛者分屬甚允為卓識而不達立言之旨者尚多於是重定此書以冬傷於寒春傷於溫夏秋傷於暑為主病之大綱四序之中以冬月傷寒為大綱傷寒六經之中以太陽為大綱太陽經中又以風傷衛寒傷營風寒兩傷營衛為大綱蓋諸家所註至昌而始變其例矣次為辨叔和編次之失一篇次為辨林億成無已校註之失一篇次為駁正王叔和序例一篇皆不入卷數其於傷寒論原文則一經各自為篇而合病併病壞病痰病四類附三陽經末以過經

不解差後勞復病陰陽易病三類附三陰經末每經文各冠以大意綱舉目張頗有條理故醫家稱善本原書目為八卷乾隆癸未建昌陳氏併為四卷而別刻昌尚論後篇四卷首論溫證次合論次真中次小兒次會講次問答次六經諸方共成八卷為喻氏完書焉考康熙甲寅順天林起龍重刻方有執之書以昌此書附後各於評點極論昌之所註全出於剽竊方氏醜詞毒罵無所不加夫儒者著書尚相祖述醫家融會舊論何可遽非況起龍所評方氏則有言皆是喻氏則落筆皆非亦未免先存成見有意吹毛殆門戶之見別有所取未可遽為定論故今仍與方氏之書並著錄焉

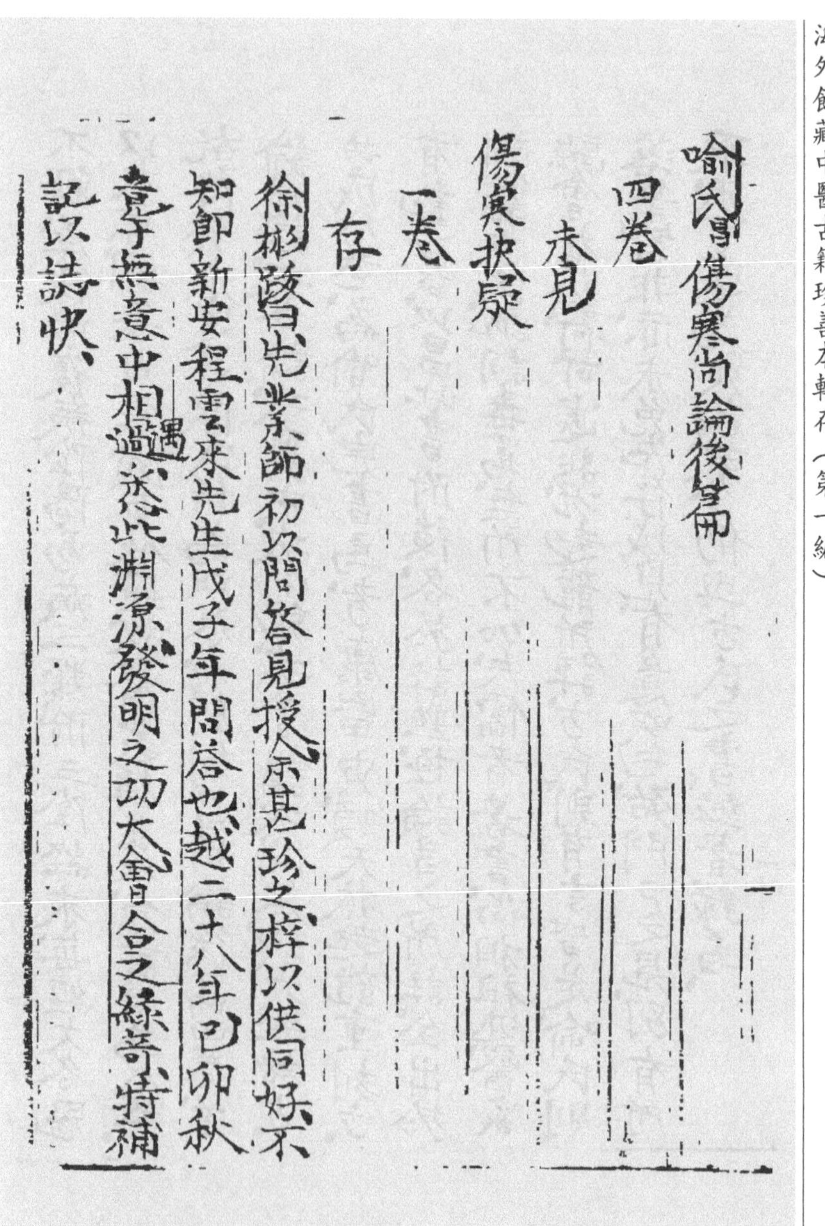

喻氏昌傷寒尚論後篇

四卷

未見

傷寒抉疑

一卷

存

徐彬醫先業師初以問答見授，余甚珍之，梓以供同好。不知即新安程雲來先生戊子年問答也。越二十八年己卯秋，竟于無意中相遇，遇於此淵源、發明之功大，會合之緣奇。特補記以誌快。

徐氏彬傷寒圖說

一卷

存

陳師錫小引曰，傷寒獨起太陽，而逆傳雜證，則又不傳經而變氣，其義誠微。于是涉畧者，患在學疎識淺，望洋難明；專家者，患在拘守成方，忽畧不講。即有好學者，見行脈布氣，傳經不傳經，或逆或順，種種不一，患在多岐滋惑。今仲景原文得喻先生尚論，前人精詣畢露；仲景原方得忠凡發明，後學機興勃然，而又每貫以三圖，前此三患，庶其免乎。千年絕學，今爰復興矣。

傷寒一百十三方發明

一卷

存

凡例曰，原證原方成註及參攷並列，是為全書，如邇來張卿子先生傷寒論證業已家弦戶誦，然予耑刻方論，欲如醫方攷之例，俾究心傷寒者參閱特易，無浩幹之煩耳。一余初意本欲各列仲景原證于本方之前，緣一方有數用者，或可通用者，不使專列，且是役原為喻先生傷寒尚論，大開聾聵，惜方論未粹，故特採其證論之意，分註各方下，別有建明，亦不敢自秘，使閱者因喻先生論證，而悟仲景立方之妙，因不倭論方而更會仲景辨證之微此即左國內外篇也故單列原方藥味意在與喻先生尚論並行不敢負合璧之譽矣錢西河洙泗後先倡導之意乎 一是集既重在方則方中分兩為至緊矣古今輕重不同故別附合藥分劑則式一條以便稽攷

秀水縣志曰徐彬字忠可嘉興明經世居秀水太僕世淳第三子世淳守隨州闖賊破隨罵賊死仲子肇樑抱父屍以殉彬慟父死患兄死孝遂絕意進取於所居建太僕忠烈祠著書談道于其中尚論古今理亂搜考阨塞要害河漕兵食之類兼治岐黄從雲間李自材江右喻嘉言遊盡得其傳著有

一原治初編金匱要略等書行世事繼母以孝聞撫己子捐祭田建義塾讓奩舅氏析産內弟鄉黨稱其行誼云子煌國學生煌太學生丞上海以廉能課最補今新典

張氏志聰傷寒論宗印

八卷

存

自序曰今夫治病難治傷寒病尤難審脉證匪易審傷寒脉與證尤匪易良以暴厲之氣變無經常當急而緩當緩而急損真積邪莫此為甚苟非潜心平日靡不失措臨期是以醫之不識治傷寒者未可以醫名也即治傷寒勿究心傷寒論者

亦未可醫名也即能究心傷寒論而膠執義意不獲變通經理者究亦未可醫名也醫學始乎軒岐立方立注原于仲景本論故曰仲景猶孔子豈臆說哉夫千般疢難不外三因傷寒外因也而本經之旨非惟傷寒為然也即風寒暑濕燥火六淫之邪感所具載矣又非惟六淫之邪為然也其間察色辨脈審證立方分析表裏陰陽寒熱詳別虛實標本氣血靡非不備悉矣許學士曰熟讀仲景書得仲景法又曰能醫傷寒即能醫痘疹能醫痘疹即能醫癰毒予以為誠得其法雖婦人小子百病千癥不出範圍之內僅痘疹癰毒乎第此書自東漢迄今千五百餘歲歷代諸賢如華佗葛洪徐之才孫思

遡孟詵許叔微朱肱孫兆龐安常韓祗和張元素李杲泊壽
王履劉完素趙嗣真張雲岐朱震亨王好古羅天益張兼善
黄仲理戴元禮輩要全善吳綬王肯堂輩多有發明而宋成無
己亦有詮註近世又以本經文義深微僉執陶氏六書以為
枕中秘寶嗟嗟傷寒變證靡窮本經立法甚悉豈類函歌括
所能悉精深哉聰家世南陽值漢室之亂隱居江右十一世
祖游宦錢塘卜築湖上自仲祖及今四十三葉矣其間以醫
名者什有二三余因髫年失怙棄儒習醫于茲歷三十年藉
卿子師閱示廣覽前代諸書靈素以降傷寒一論誠立法垂
教之要典也然義理邃微章句奥典人樂簡易喜習類書予

因舊志、重釋全經、不集諸家訓詁、止以本文參悟、分析章旨、研究精微、甲午秋深、逮今十稔、雖行坐臥、未嘗敢忘、仲祖也、摩編幾絕、鐫刻始成、名曰宗印、蓋以印證先世遺意、但斷儒業久矣、踈文辭、俚鄙、然以經解經、罔敢杜撰、詎同盡啓後學、亦云少補前人爾、康熙癸卯蒲夏武林張志聰書於恒吉堂、

凡例曰、一本經章句、向循條則、皆為節目、細玩章法、聯貫并然、實有次第、信非斷簡殘篇、叔和之所編次也、今於經中之義、連類者、首加一圈、以為總章、庶經旨昭明、學者便於檢閲、

一傷寒論舊本、首辨脈篇、次平脈篇、次傷寒例、次痙濕暍、次六經、次霍亂、次陰陽易差後勞復、次補論汗吐下之可否、世

傳王叔和之所序，夫辨脈審證而後立方救治，及先提痓濕暍與傷寒相類，故別明之，而始論六經之證，次序條理深屬精明，但傷寒例，叔和所撰，不應僭次六經之首，今次序悉依舊本，正以叔和之例改附於篇末，尊經意云爾。間者辨之。一註釋參訂本經文義，雜引靈素諸經，務期理旨詳明，不貴文辭藻艷，語俚樸少文，博雅罕道，則說鈴書肆，伊古鄙之。註經語奧深，句字藏隱，冀示人静悟，始解得之。是以註中惟求條晰明暢，不無先後重叠之語，然義取踈達，理期顯豁，會意是別詮，則千里毫釐，遂多舛謬。一解釋方義，物各有性，治亦有是。昔人以五味四氣論方，似也，但黃連苦同於大黃，乾姜温比於附子其中大有分別今於氣味之外細體先聖立方至意詳爲詮釋同志者幸勿以穿鑿見譏一註外小註乃未盡餘旨抑亦有聰見一時晤及而補註者或與本旨互參遂兩存之侯高明訂正非自相矛盾也一序例係晉太醫令王叔和所譔文理淺明不須訓註悉照成氏遺文少加訂參微義

汪琥曰傷寒宗印康熙中錢塘張志聰隱菴著書凡八卷其前後悉依王叔和撰次止以傷寒例反附之第八卷末有如論太陽病曰兼氣與經或兼肌與絡桂枝湯主治肌經氣血之藥也又云肌腠絡脈之劑邪傷於氣之於胸膈以至宮城空郭之間如桂枝二越婢一湯此治肌腠氣分之邪入於空

郭之間也梔子豉湯此治在表之餘邪入於宮城之間也其議梔子豉湯非仲景吐劑其註赤石脂禹餘糧湯後增太乙餘糧議論穿鑿與成註故相執拗不足取以為法也

傷寒論綱目

未見

自序曰昔宣聖贊易韋編幾絕而十翼之傳垂萬古而不敝考亭著書歷幾年所而誠意一章至莫年而始竣知古聖先賢其於經論未敢苟為而輒止也昔儒有云易稿則技精屢劉則藝進斯言詎誣也哉余於內經仲祖諸書童而習之白首始獲其要故自甲午以後二十年來每旦必焚香盥手閱

卷舉筆循閱經義詳其句說審其字意知一章各有其源六經各有其本片言必有其歸隻字必體其蘊或數日而始得一章或一朝而連脫數義晝之所思夜則夢焉夜之所得晝則錄焉不啻筆之幾脫矣迨庚子而傷寒初集告成越幾載而金匱要略出又數載而素問集註竣更數年而靈樞註疏就俱已梓成問世其於仲祖傷寒論雖未敢云深入閫奥據余專致之勞亦可云研幾殫慮矣乎而尤竊以尚未有盡也後聚諸同學而參正之更集諸及門而講求之冀有疑義與共晰之或有微悟與共訂之稿幾脫而二集之書復成於是付剞劂而告諸世曰甚矣瘁今書詎一日之書也歟哉凡夫經

寒暑、歷歲月、廢寢食、絕交遊、春花秋月之莫問、澄水佳山之弗臨、總期無負於仲祖之志云爾、俾天下後世之讀仲祖之書者、即知仲祖之孫之書、知仲祖之孫之有書、并期更殫心於仲祖之書、則余之心良苦、而余之志良快、余幸矣、然安敢必哉、

傷寒論集註

六卷

存

凡例曰、傷寒原名卒病論、其新舊刊本正文中、有增一字者、有減一字者、有文法虛字各別者、有句語讀法不同者、有一

節分為二三節者有重出不作衍文者今悉詳確校正當以茲刻為定本夫垂世之書理宜畫一猶四書五經不容稍殊一字也傷寒係王叔和編次以仲祖辨脈平脈為卷一叔和序例合本論痓濕暍復截太陽三十條為卷二夫叔和序例自稱熱病證候既非條例又非大綱與本論且相矛盾混列其中殊為不合今先證後脈首列六經次列霍亂易復并痓濕暍汗吐下後列辨脈平脈編次之法永為定規叔和序例理應刪去以泯叔和立言之非以息後人辨駁之釁本論太陽陽明少陽三陽也太陰少陰厥陰三陰也三陽三陰謂之六氣天有此六氣人亦有此六氣無病則六氣運行上

合于天外感風寒則以邪傷正始則氣與氣相感繼則從氣而入于經世醫不明經氣言太陽便曰膀胱言陽明便曰胃言少陽便曰膽跡其有形亡乎無形從其小者失其大者矣可哉一太陽陽明少陽太陰少陰厥陰乃人身經氣而各有分部太陽分部于背陽明分部于胷少陽分部于脅太陰分部于腹少陰分部於臍下厥陰分部於季脇少腹之間如七政躔天各有方位須知週身毫毛乃通體之太陽而如天分部六氣位列于毫毛之內而如七政故曰通體太陽如天分部太陽如日此人與天地相參與日月相應之理經云三陽者天為業又云陽氣者若天與日本論云太陽病多者熱故

病項背而循經者屬分部，太陽病週身毫毛肌腠者，屬通體太陽。其餘病氣隨經，各有部位，學者所當體認者也。一本論六篇，計三百八十一證，霍亂易復痓濕暍汗吐下，計九十三證，共四百七十四證，一百一十三方。成氏而後，註釋本論，悉皆散敘平鋪，失其綱領旨趣，至今不得其門，視為斷簡殘篇，輒條列紊節割然，就原本而彙節分章，理明義盡，至當不移，非神遊仲祖之堂，不易得也。今註中或合數節為一章，或合十餘節為一章，括其總綱，明其大旨，所以分章也。章義既明，然後節解句釋，闡幽發微，並無晦滯不明之弊，不但註釋本論，兼晰陰陽血氣之生始出入，經脈藏府之通貫運行，于語言文字之中，毫無隙漏，而語言文字之外，亦復周詳，不敢云盡美盡善，庶可謂本末兼該，是刻之所以名集註者，竊效朱子集註經書，可合世文，而誦讀之，並非彙集諸家也。

高世栻序曰：醫之道，昉于黃帝，醫之法，立于仲賢，其道至微，其法甚神，故語其淺顯者，庸愚之所共知，語其精深者，賢知之所莫測，黃帝之書不易讀，而仲賢之門牆豈易窺也哉，自世有節取經語以立論者，而其道始晦，且更有巧尚方伎以埀教者，而其法不明，自古且然，何況今日，粵稽仲賢，生於漢時，去古猶為未遠，而靈素之理，幾有絕滅之患，是以手著傷寒雜病論，上承神農黃帝諸臣之精義，以昭後世，至千百年，而能繼其道者，寔賴聞知先達之仲賢也。自叔和序例無它詮釋，而其道復晦，迨于今，以本論為斷簡殘篇，而條裂節割其書。又有霞覆甄之愚，隱菴先生者，仲賢之後裔，童而耆之，至於耄期，未嘗倦學，首註傷寒宗印，次及靈樞素問本旨，全貫諸書，以開後學，而傷寒之理至暮年益精，復註傷寒綱目，余伏而讀之，因曰：本論以靈素為宗，故理深而法備，綱目以靈素亦為幹，故意盡而旨明，使未潛心黃帝之書者，未免有深遠之歎。奈何隱師熟余手而審之曰：必如何而能令淺深皆可入道。余曰：朱子集註前轍可師，何難刪繁就簡，深入淺出，俾後之學者，因證而知氣候之出入，因治而識經脈之循行。

庶正路可由，不入旁門家伎矣。天隱師首肯再三。于是更為集註，奈藁未成，而遂抱肺病以逝。余夢寐之間，歔欷涕下，欲繼述前人之志，而恐才不逮也。上賴隱師在天之靈，凡思之不得者，勤以日夜之思，而若或通之，非敢云獨得也。尤藉同人之參訂，及門之啓發，易其註，不易其人，所以敦本也。得其旨不泥其辭，所以繼述也。信諸一己，正諸同人，而壽之梓，吾願世之讀是書者，明其原，神其治，洗滌舊聞，務求正道，則黃帝之書可讀，而仲景之門牆終非遠也。是所望於道知我信者歟。時康熙癸亥之臘月，錢塘高世栻士宗題於侶山講堂。

張氏傷寒纘論

二卷

存

自序曰：古來講仲景氏之學者，遞代不乏名醫，衍釋仲景之文日多，而仲景之意轉晦，何哉？人皆遂其岐路，而莫或溯其原本也。夫傷寒一道，入乎精微，未嘗不易知，簡能守其糟粕，則愈趨愈遠，乃至人異其指，家異其學，首訛相承，不可窮盡，理則固然，無足怪者。余自幼迄今，遍讀傷寒書，見諸家之多岐而不一也，往往掩卷歎曰：仲景書不可以不釋，不釋則世久而失傳，尤不可以多釋，多釋則辭繁而易亂。用是精研密諦，綿歷歲時，暑雨祈寒，不敢暇逸，蓋三十年來，靡刻不以此事爲紊繁，爲後得尚論、條辨内外諸編，又復廣求秘本，交覆詳覈，初猶扞格難通，久之忽有燎悟，始覺尚之所謂多歧者，漸歸一貫。又久之而綱手綱目，與仲景之法了無疑滯。夫然後又竊歎世之見其糟粕而不見其精微者，當不止一人，安得有人爲晰其條貫，闡其晦蒙，如撥雲見日，豈非吾儕一大愉快哉！昔王安道嘗有志類編而未果，至今猶爲惋惜，因是不揣固陋，勉圖排纘，首將叔和編纂失序處一一次第，詳六經明，併合疏結痞，定温熱、暨痙濕暍等之似傷寒者，分隸而註釋之。大都博採衆長，貫以己意，使讀者豁然歸一，不致爾我迭見，眩惶心目也。繼又節取後賢之作，分別冬温、春温、疫癥及類證、夾證細證之辨，合為纘緒二論。纘者，祖仲景之文；緒者，理諸家之紛紜，而清出之，以翼仲景之法，遂明其源流，而後仲景之文相得益彰，無庸繁衍曲釋，自可顯然不晦，庶無負三十年苦心，書成授梓，請正於世之講仲景之學者。康熙丁未旦月，石頑張璐識。

四庫全書提要曰：傷寒纘論二卷，緒論二卷，國朝張璐撰。取張機傷寒論，重分其例，採喻昌尚論篇及各家之註，為之發明，而參以己見，是曰纘論；又以原書殘帙既多，證治不備，博捜前人之論以補之，是曰緒論。纘論先載原文，次附註釋，末錄正方一百十三首。緒論首載六經傳變、合病、併病，標本治法及正傷寒以下四十證、又分別表裏、如發熱頭痛結胸自利之類、未録雜方一百二十餘道、其醫通十六卷內、諸證畢備、不立傷寒一門、自序謂先有此二書別行、故不復衍也、康熙甲寅、林起龍刻方有執傷寒論條辨、其序有曰、鈴槌活人類證者出、而斯道茀塞矣、近之準繩金鎞續焰三註、宗印圖註緒論五法手援諸刻、衍奇鬪異、別說承譌、呈臆簧鼓、任口杜撰、如狂犬吠、如野狐鳴、又曰、更可異者、本無一長、又未夢見條辨、止將尚論篇割裂紛更、稱續論者、譬之推糞蜣蜋、自忘其臭、此書不必傳、即傳不過供人笑罵塗抹云云、其詆諆是書、不遺餘力、然亦不至如是之甚也、汪琥曰：傷寒論纘緒二論，康熙中長洲張璐路玉銓次，書四卷。其纘論上卷太陽病分三篇，陽明病分二篇，少陽太陰病各止一篇，少陰病分上下二篇，厥陰病止一篇。纘論下卷又分藏結、結胸、痞、合併病、温熱、痙、濕、暍等雜病，各自為篇，後附以脉法、例方共註釋，卽尚論篇文也。

韓氏（來鶴）傷寒意珠篇

未見

徐乾學序曰：傷寒意珠篇者，吳縣韓來鶴所以闡發張長沙仲景之書也。仲景文辭簡古奥質，今其傳者不無殘編錯簡。晉王叔和為之撰次，括為歌詩，或設為對問，或有所續著，要皆不外仲景，至金而成無己爲之註，然亦隨文順釋，不能大有所發明。明王宇泰作傷寒證治準繩，稍爲更置其章句，而不卒能出其範圍也。其後有老儒方執中者，作爲傷寒條辨一書，不甚行於世。近喻嘉言竊其義，作尚論篇，世之祖述仲景而發揚之者，非一家矣。來鶴自以其説貫前人所未有，其心有所自得者，余益不得而知也。余嘗操兩言以求醫：曲禮曰：醫不三世，不服其藥。言功已試而無疑也。物理論曰：醫者，非仁愛不可托，非聰明理達，能宣暢曲解，不可任。言學醫須讀書也。來鶴，魏國忠獻公之後，在宋市藥之禁甚嚴，而其家以忠獻故得市，常時謂之韓府藥局者也。其子孫因以醫名於世。明永樂時，有院使公茂者，與戴元禮齊名，傳之來鶴之大父，俱精於其術，則非直三世而已也。來鶴少而工爲文章，有聲鄉校，困於舉場者久，讀書旨益多，以其餘閒通其家學，與徒守先世之故方者，相去倍萬也。所以闡發仲景之書，而自以實前人所未有者，豈不可信哉。憺園集

張氏孝培傷寒論類疏

未見

汪琥曰：傷寒論類疏，康熙中古吳張孝培憲公著，其書尚未分卷，書中大意以叔和撰次仲景傷寒論，而類疏之，曰陰陽，曰營衛，曰辨脈，曰時令，曰異氣，曰傳經，曰爲病，曰料證，曰發

汗，曰湧吐，曰和解，曰清血，曰攻血，曰攻下。凡三陽篇皆分其類，三陰節亦各自分其類，而未見全文。又曰合病類、併病類，末後又附以病解類。其註仲景書，能獨出己見，而不蹈襲諸家之說。即如傷寒論中相傳有三百九十七法，此前人所未明言。今止就桂枝湯方後云服已須臾，歠熱稀粥一升餘，以助藥力，為一法；溫覆令一時許，徧身漐漐微似有汗者益佳，不可令如水流漓，又一法；若不汗，更服依前法，又不汗，後服小促使其間，半日許令三服盡，又為一法；且云上三法，期於必汗。此其與諸家不同處。又其註承氣湯曰：承者，以卑承尊，而無專成之義。天尊地卑，一形氣也。形統於氣，故地統於天，形以承氣，故地以承天，胃，土也，坤之象也，氣，陽也，乾之屬也，胃爲十二經之長，化糟粕，運精微，轉吐出入，而成傳化之府，豈專以塊然之形，亦推承此乾行不順之氣耳，湯以承氣名者，確有取義，非取順氣之義也，若此等註，可爲發前人所未發，惜其書未刊行，世所見者，止初稿而已，

程氏（應旄）傷寒論後條辨直解

十五卷

存

自序曰，條辨，非余昉也，有前余者矣，一觸原本之銓次，而綜理之，則始乎方有執，再踵百執之綜理而發明之，則繼以喻

嘉言余之名條辨者，一仍前人之所仍名稱以之之謂也，而余之名後條辨者，不仍前人之所仍，未嘗名稱以之之謂也。其名稱以之者，以為彼既條其所條，辨其所辨，則余亦可條其所傳，辨其所辨。條之辨之，而不為僭。其未嘗名稱以之者，以為余自條余所條，辨余所辨，非辨彼之條，辨彼之辨，條之辨之，而不為剽。非僭非剽，而謂余之所條，即仲景之條，今之所辨，即仲景之辨，其誰欺？非僭非剽，而并非欺，而余仍復條其所條，辨其其所辨者，則以仲景嘗許我以條其所條，許我以辨其所辨也。其許我以條其所條，辨其所辨者何？蓋仲景同〔固〕有言矣，曰：若能尋余所集，思過半矣。矣之為言，非論書之神明擬冥也。

神明機奧，自省在思字上，其所集，即論中之篇章次第也。篇章已經仲景次第，而復有待于尋者，何也？篇章中有變化，則次第處有挪移，故彼此參差，前後錯亂，使世之專門傷寒者，欲於我一成之跡處分門，無門可分，欲於我已然之軌處類證，無證可類，空空一個六經，而同條共貫，斷章處纖有氣脈可聯，隔部中無不神理可接，其間迴旋映帶之奇，究轉相生之妙，俱在所集中，俱在所集外，篇章固非死篇章，則次第自非呆次第，若能於此尋之，則不特得其粗，如璣璇圖之可以縱橫往返，成條成理，迴旋寓諸廣微藏之顯，凡春秋之比事屬詞而斷例，大易之抽爻配卦而定占，與夫韜鈐家之出奇握勝，示人以陰陽闔捭之路，奇道中之避凶趨吉，啓人以生傷寒雜之門，皆出諸此，以此略仲景之傷寒論非仲景傷寒內分出一部拘牽文義之書，要人去尋章摘句，逐仲景雜病內合成一部環應無方之書，要人去溫故知新也，余是以得條其所條，而妄謂仲景許我以所條，辨其所辨，而妄謂仲景許我以所辨，至於微言絕而或未絕，大義乖而或不乖，是非于繆于古人而或不謬于古人，則余于仲景之論，別有辨在，而於叔和之例，別有疑在，此又若干一人心量之窮，眼量之短，僅以省字法讀古人書，益從仲景之論字辯字上讀而得之于心，筆之于手，以求免夫道聽塗說者之自棄云尒，嘗觀天下，其心量眼量相倍蓰千百億萬於余一人者，夫復何限。以天下無盡藏之慧智，宣發仲景無盡藏之蘊奥，何妨人人胸中各出一部傷寒論妙義，既生陳言自去，自此而有知我者，安知不余心所大嗎；有罪我者，安知不余心所大喜。余又何必潡潡爲珠玉其言于前，與潡潡爲糠秕其言於前，預爲天下無盡藏之心量上着，以一物更爲天下無盡藏之眼量上容，以一盾也。旹康熙九年庚戌桂秋，新安程應旄識于吴門之遐暢齋。

汪琥曰：傷寒後條辨，康熙中，新安程應旄郊倩條註，書凡六集，一曰禮集，首載仲景自序，次辨傷寒論，共五篇，次聚叔和

序例之僞皆、不入卷。二曰樂集，辨脈法爲卷之一，平脈法爲
卷之二、辨痓濕暍脈證爲卷之三。三曰射集，辨太陽病脈證
篇第一爲卷之四、辨太陽病脈證篇第二爲卷之五。四曰御
集，辨太陽病脈證篇第三爲卷之六、辨陽明病脈證篇第一
爲卷之七、辨陽明病脈證篇第二爲卷之八。五曰書集，辨少
陽病脈證爲卷之九、辨太陰病脈證爲卷之十、辨少陰病
脈證篇爲卷之十一、辨厥陰病脈證篇爲卷之十二、六曰數
集，辨霍亂陰陽易差後勞復病爲卷之十三、辨汗吐下可不
可爲卷之十四、敘一百一十三方、爲卷之十五。後又附以原
論條辨尚論編次意、欲後學合四書而參首、使便於檢閱也、

此程氏一片苦心，獨出己見，而條理此書，然其間話太多，攀引經史百家之言，及歌曲笑談，無所不至，絶無緊要，何異癡人說夢，邪恐註書者，無是體也，至其每條承上起下，註釋入理之處，非淺學所能企及，不可因其所短，而棄其所長也

程氏應旄傷寒論贅餘

一卷

存

題詞曰：余性頗懶，間有所述，隨手佚去，後條辨得以成書者，全賴及門王氏仲堅為之綜緝，不致零星走失，今春壬子比上臨行，忽手此帙，喜而向余曰，此先生未註條辨時之逸稿，

鈺從前後鱗繕成帙者，索之三年不得，今忽從篋底躍出，對之神光發煥，擬為先生補刻集中。余摩摩一過，反覺面生，求其故，我寔從說了又說處認出，安足徵之前論。王子曰：先生所重在張王三家上，置辯其中有大義要存焉，說了又說何妨？竟不告而付之梓。余笑曰：王子特顧他阿私其所好，竟不顧我體上生出一箇疣來了。梓成，姑以贅餘呼之。康熙壬子六月筆。程應旄郊倩。

陳氏（亮斯）傷寒論註

未見

汪琥曰：康熙中，武陵陳亮斯著其書，寫未刊板，傳於友人周孝斌處欽得草藁二本其註仲景論能獨出己見而不蹈襲成氏方氏喻氏諸家之說每經病必依叔和原次更復註解極為入理惜其書不全所欽者止陽明少陽太陰少陰厥陰五經病耳琥欲從埠武陵訪其人傳其書而未能不意孝斌已作故人自嗟歲月不待立言之念愈急終不能全見其書之為恨耳

程氏林傷寒論集註

未見

按右見于金匱要略直解凡例

史氏瑞傷寒正宗

八卷
存

凡例曰叔和編次仲景之書引軒岐之經雜以己意而為之序例後人不察錯視為仲景之言又以其說謬於內經從而曲為之辭其失仲景之旨不啻什百矣今仍仲景原文分作十篇又合痙七篇共為三卷庶幾涇渭有辨雖非有功仲景而於後學津梁未必非指南云一仲景之書文字典醇意義深遠成氏順文順釋最為詳明間有訛舛趙張諸賢另為救正近日喻氏著尚論篇大闡宗旨余彙集眾說行為直解使讀者言下會心無煩詞說而了然胸臆矣至原文則大書以

留仲景之舊解則分疏以便誦讀之賢亦不頗忌紛亂典型耳覽者鑑之一王字泰先生因婁氏綱目纂輯準繩於諸証先備列仲景治法後以諸賢續法附之驗證求治便於檢閱故不厭其複第仲景之書熟讀討究自能觸類旁通檢一二條庸詎窮其奧義乎今盡汰其重複蓋不欲學者鹵莽求之也一傷寒一書仲景方論猶經也諸賢方論所以翼經者也尊仲景而遺後賢豈非好古之過乎編諸賢方論於仲景之後庶有所輔翼而益彰也一字泰先生曰黃岐猶羲文也仲景其孔子乎凡後賢立說不軌於黃岐仲景者盡為臆說今存而不削恐削之而人以為掛漏也故存之而置辨焉一仲

景書。以經編。諸家方論以證。參伍錯綜。義意備矣。字泰先生準繩。亦分六經。茲止列證者。蓋一證兼數經。統之於一經不可也。

周斯序曰。昔張南陽者傷寒方論。為法三百九十七。為方一百十有三。時稱醫聖。西晉王叔和編次其書。引以內經。錯以己意。遂使南陽原本不傳於世。是以許叔微撰傷寒辨疑。龐安時補傷寒方論。錢仲陽著傷寒旨微。王好古著伊景詳辨及辯惑。正如秦火經書之後。漢魏以來。諸儒搜遺討訛。箋註疏傳。經書雖後大明於世。而終不得見全書。逮方約之著傷寒書。先儒稱為集大成。而南陽原本究未辨明。或是之或非吾友步丘史子仁隱居不仕少時嘗奉教於明醫哀秦鄭浮其脈訣潛心究極遂通奧玄凡病死生指下立辨既檢之於行復取南陽原本分析為張之論為王之説提綱於前辨解於後書之南陽原本復大明於世顏曰傷寒正宗書成予為之叙曰布帛也菽粟也醫藥也三者皆生人之至急者也無布帛則寒而死無菽粟則飢而死無醫藥則病而死等死耳而醫藥尤急過寒過熱則布帛有以致死過飢過飽則菽粟有以致死致死者有以生之則惟醫藥顧悮用醫藥而致死者救之則在醫書蓋者書皆昔聖昔賢明於醫者而後能之也李明之號稱神醫而東垣十書於傷寒為尤長朱彦修時稱

醫聖嘗著傷寒辨疑、而總之發明南陽方論之蘊蓄也、正宗一書、辨其為陰為陽、為陰或似陽、陽或似陰者、即許叔微王好古之論也、審其變證、而即知其本證、察其標病、而即知其內傷者、龐安時錢仲陽之論也、李明之多用補中益氣為前人之所未嘗有者、朱彥脩非之、以為西北之人、陽氣易降、東南之人、陰火易升、而正宗不執局方、只論切脈、有以補為主者、即明之之法、有以瀉為主者、即彥脩之法、合而參之、以成一是者也、予聞醫人存救一時一方、醫方傳救天下後世、是人也、是書也、功不止一時一方、而在天下後世矣、瀨水遺民

周斯頤首撰、

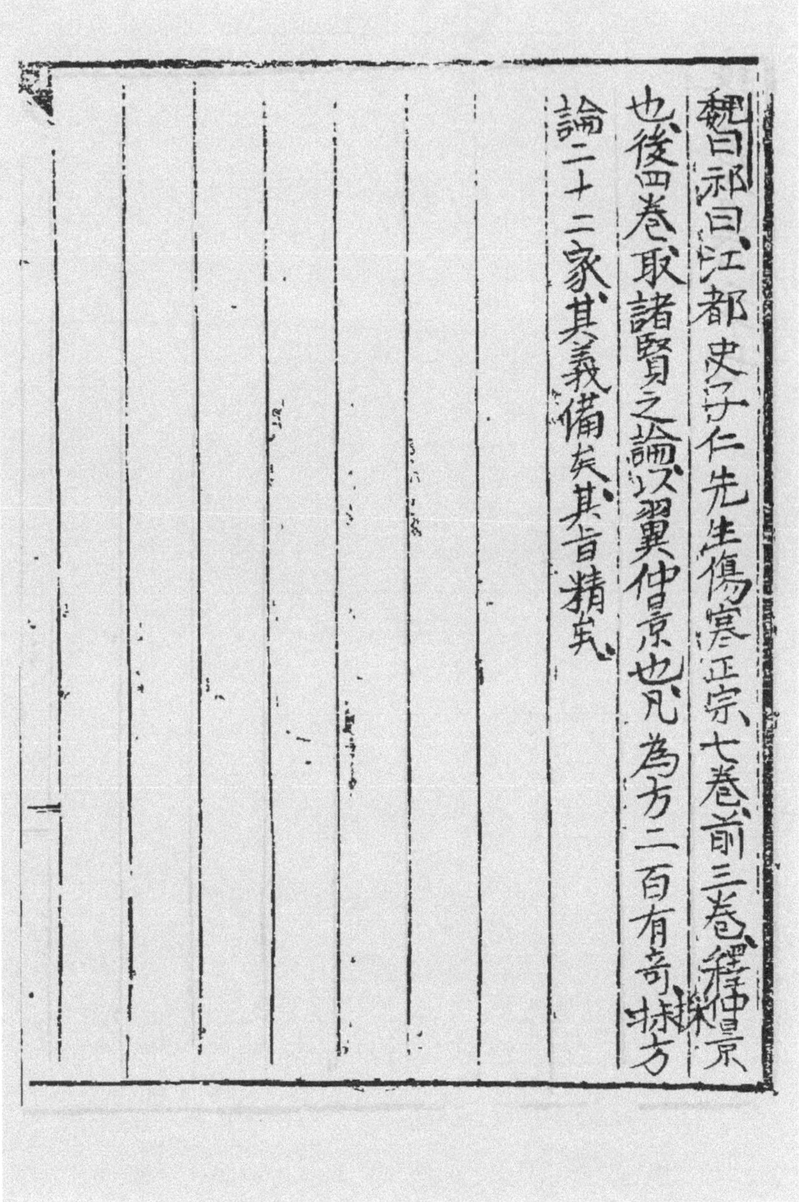

魏日祁曰江都史子仁先生傷寒正宗七卷前三卷釋仲景也後四卷取諸賢之論以翼仲景也凡為方二百有奇採方論二十二家其義備矣其旨精矣

醫籍考卷二十七

醫籍考卷二十八

東都　丹波　元胤紹翁　編

方論

周氏揚俊傷寒論三註

十六卷

存

自序曰：仲景，醫中之聖人也；而傷寒，病中之劇證也。出聖人之心思，輒欲斡旋陰陽之偏勝，脈理之失調，證之明。風寒別六經，分營衛，辨內外，因其正之強弱，察其邪之虛實，著論立方，投之無使不中。是誠有得乎造化之原，而深切於致病之由焉故能起死不難回生在手詢大道也古君子之善學者每于一事一物之理必冥思博攷以通其奧謂必如是而後義精于心功神于用否則輙見自以為能勢必一阻即窮其應況醫道至重而病情難測如傷寒者予小子揚俊最喜醫學志宗仲景而南陽之堂不易登也于是取叔和之編次無己之註釋及東垣之此事難知相參攷有年而茫乎若涉大海瞑乎閑眼易瞎也於是之謀某先生教而某先生曰子何自苦為因出全生集六書鈐槌活人示余曰諸書具在覽之易曉也且今之號為明醫者不踰此嗚呼予用是滋惑矣吾人讀聖人書以求有補於天下不敢遽云有功要先自處無過

乃制方治病以命攸關苟非有契於上聖之一二歟謂藥人無差失乎予于是仍誦仲景經文雖寒者無間也勤息不忘也豈仲景不云乎余宗族素多建安紀年以來未十稔死亡者三分有二傷寒居其七感往昔之淪喪傷横夭之莫救乃勤求古訓博采衆方撰用素問九卷八十一難陰陽大論胎臚音盧藥録并平脉辨證爲傷寒卒病論合十六卷雖未能盡愈諸病庶可以見病知源若能尋余所集思過半矣故反覆於喻嘉言之尚論篇庶幾知營衛表裏之不同汗下緩急之各異豁然心胸自信有得至辛亥歲入都受業于北海林夫子之門始授方中行先生條辨一展卷而知尚論之議從此脱

貽但其性靈筆快出其所思掩其所自無怪乎林夫子以僭
竊罪之也然後以為二千年來得此表章絶業發揮義藴
者誠有一難爲因思孔聖之書作于春秋至宋始稱明備焉
苟非周程張朱數君子相繼而繹註之譬諸日月當天未盡
雲霧也今前有條辨後有尚論彼之未善此益研精總之大
道之明而已矣歷年以來遵諭及門於二先生註中覺有未
愜處不敢依様葫蘆又以潛心體會務期有得則於二註之
意之外稍可以補其所不及者又若干條合為三註嗚嗟乎
夫使嘉言不在中行之後無以窺聖人之奥揚俊不在北海
之門又無以得中行之傳則前人為其難後人為其易理勢

然也使後之君子由是而進焉務使展盡底蘊開悟無窮又豈肴量哉雖然醫道之重上古掾手君相繼此以往半屬生殺得其正可以挽回造化失其傳必至益增夭枉昔仲景未舉孝廉相者曰觀君思致周密殆曠世之良醫也夫惟思密則理不疏而能察其情窮其變者雖在仲景之聖弗以其聰明乃以其學識始知研理盡智以敦重生命者是推醫道之大成奈何中才以下之士或點竄成書或剽竊為類或妄守專家名詡詡以自鳴于世也豈不悖于聖哉康熙癸亥歲午月周揚俊謹識

凡例

同傷寒論係王叔和編次風寒混淆經府雜亂大概讀

之既難分曉細心體之復無淺深無已隨文釋註方論張舊相蒙理緼縱有發揮層次終難考究復特條分縷晰翻前移後刪去假託之言發定六經之例庶使來學可循不令章句無序一是書論傷寒則以風寒為重其闕春溫夏熱故併痿合病臟結結胸痞證痙濕暍痰病宿食動氣霍亂差後諸復及陰陽易等別出別編於後令讀之者不但傷寒昌明且使雜證無混亂一條辨晰理明切尚論精思衆論後漢以來幾二千年註釋不乏誠難與比然既互有短長亦復各不融貫後每取其所長置其所短至兩家俱未盡妥致出管見務為詳說期合于經文益于來學因成三註以垂不磨一本方一

百有十三，或奇或偶，取效無窮，或增或減，命名即異，雖聖人之意，不外乎中庸，而學者之疑過，以為難測，寧用全生湯藥，不求本論精微，後於方後之論，詳參之氣味，探揆意之指歸，豈能上合聖心，要亦深求無誤，三復若（苦）衷，觀之自見。一太陽經發於陽發於陰之文，乃是一篇大旨，總領關鍵處，方註乃以風寒為陰陽，喻亦宗之，少陰篇首，始得之反發熱脈沈一條，為本經最難理會處，而方喻未及洗發，又如結胸篇病發于陽而反下之之文，乃提下之之大關，從來不有發明，傳經之旨，雷同附和，千古疑團，後非好異前人，但覺於心未安，面壁幾年，忻然靈竇，金針已度，明眼須知。一溫熱暑脈證條例雖互見傷寒論中、實非本義、今即別列、然経止幾條、並方止義道、後賢方論、不敢輯入、因先于庚申年間、有全書并行於世、備採諸方、并集治案、庶無和璧隨珠之嘆、是書始於順治十七年庚子歲、成於康熙十六年丁巳歲、梓於二十二年癸亥歲、聞見所及、不憚改録、風雨無間、自謂有得、本之治病、投之輒効、推此變換、亦能不窮、果有志於長沙、可無悲於歧路、

汪琥曰、傷寒三註、康熙中、吳門周揚俊禹載輯、書凡十六卷、其第一卷、太陽上篇、風傷衛之證、第二卷、太陽中篇、寒傷營之證、第三卷、太陽下篇、營衛俱傷之證、第四卷、陽明上篇、經證、又陽明中篇、太陽少陽、正陽陽明三證、及禁下證、又陽明

下篇壞證法治，第五卷少陽上篇經證，又少陽下篇壞證法治；第六卷太陰上篇傳經證，太陰中篇藏寒證，太陰下篇壞證法治；第七卷少陰上篇傳經證，少陰中篇中寒證，少陰下篇壞證法治；第八卷厥陰上篇傳經證，厥陰中篇中寒證，厥陰下篇壞證治法；第九卷火刼病；第十卷藏結結胸痞病篇；第十一卷合病併病篇；第十二卷痓濕暍病篇；第十三卷痰病宿食病篇；第十四卷動氣霍亂差後諸復陰陽易病篇；第十五卷春温夏熱病篇；第十六卷脈法篇。其書以條辨、尚論篇二書為主，二書之註有未盡善，則別出己意補之。書名三註，可為摘其實矣。但惜其亦以仲景原文倒亂，斯方氏為之

作
備
闕

汪氏琥張仲景傷寒論辨證廣註

十四卷

存

自序曰世人之病傷寒爲多傷寒之書仲景爲聖夫以一病而有三百九十七法一百一十三方詳且悉乎廣哉不知仲景之書本經內經熱論其言六經傳變非不辨且晰也仲景復推廣以成書因是以有王叔和之增益因是以有成無已之註解蓋愈推則愈廣焉則余今之補闕略訂譌謬而爲是書也非無自矣且夫傷寒之病多由時氣則四時八節二十四

氣七十二候，不可不詳釋也。傷寒之病，必傳經絡，則十二經之在手足者，不可不兼圖也。傷寒之病非一證，則三百九十七法、一百一十三方，不可不反覆窮究，而為之推衍附益也。傷寒之病，間用鍼刺，其法近世罕見，則熱病之五十九穴，不可不備錄也。余獨怪世醫徒取節菴一編，無他，樂其簡耳。然昔人方論，皆有奧義存其間，使不深察其意，寧有失之毫忽，而死生頓易者矣。余非不憚煩也，正惡世之樂於簡而輕視民命者，往往誤而殺人也，則是書之補前人所未補，發前人所未發者，曷可少哉。其曰傷寒非寒者，蓋寒病則治以熱劑，熱病則治以涼劑，此皆自然之理也。傷寒之病名雖為寒，其所見之證皆熱竊恐後人執傷寒之名而誤投熱劑故曰傷寒非寒也至感甚寒而深入三陰者特十之一二耳此其所見之病皆寒而與熱證迥異則名之曰真寒而別為編康熙庚申重九長洲汪琥苓友自序

凡例曰此書之成專以辯仲景傷寒論也然仲景論傷寒實本素問熱病仲景分六經不出靈樞經脈故今摘取二篇冊中文列之傷寒例前為第一卷使後人尊仲景復知尊軒岐況仲景當日既成傷寒論亦自云述不敢云作則知仲景之論實宗內經之旨也　一內經熱論篇文王太僕註之於先馬玄臺廣之於後然其中有未盡合理處間以鄙意補之一

王叔和撰次仲景方論書凡十卷其中如傷寒例六經辯脉證治法及陰陽易差後諸病此實係仲景原文悉為編入所削者如第一卷脉法及第七卷以後汗吐下諸篇以其為叔和所增入也至於第二卷中如痓濕暍三證第七卷前如霍亂一證亦係仲景原文而不編入者以其為雜病也一叔和撰次六經篇有陽明少陽病列於太陽篇者有太陽病列於陽明篇者有中寒病雜入太陽陽明病中及雜入三陰熱病中者今皆悉為歸正凡三陽病各歸三陽篇其三陽熱病亦各自歸其篇惟中寒病則別作中下三卷辯其證為真寒使後學盡知傷寒中寒一證判然庶無錯誤一傷寒經

絡仲景書止分六經不言手足其實則合手經而皆病焉故於首卷熱論篇後節圖註靈樞手足陰陽六經其註以滑氏發揮為主然其間有錯誤處復以鄙意較之 一駁王傷寒論例近非一人處今較之亦從衆也但仲景全書中有四時八節决病法乃傷寒論一部綱領今之書悉皆脫略惟准繩於論例中猶存是文但當日成氏亦未及註愚特細為解釋以見十二官辰斗柄所指時節氣候為之轉移當其時倘病傷寒醫人宜隨時氣立論則用藥亦始可十全所以仲景亦云須洞解之也 一仲景六經篇中或有前不得不附之後後不得不附之前者則曰附例或已經附註過而原論中復及

者則曰重出例或原論中始及未經註過宜附之後者則曰附後例其他如温病壞病及病宜宜用刺別立治法各今其篇於後者又諸湯方宜附之後者皆如上例也六經篇中惟中寒病爲直陰證不入上例止以重圈註之其眞陰寒證宜用湯藥亦以重圈記之　一此書凡係仲景論成註有未安者間採方喻程及諸名家之說不敢竊取其所著書及姓氏必為㯺出間附己意則曰愚按及設為或問而余荅也　一此書既集仲景論後必附昔賢及後人方論務屬鄙意逐條解明然亦多方引證不敢創為私說務使論必中理方必切病愚切願天下後世之人但能讀是書雖遇傷寒變證極奇

之病然療之有法施之輒効業醫者不可不勉之
又採輯書目後曰傷寒辯證廣註清長洲汪琥苓友青谿子
辯註書目分一十四卷始于康熙丙辰重九終于庚申重五四
五年間但應酬稍暇不敢輟卷雖祁寒酷暑而平明燈火之
功居多脫藁後不再易其書曰辯證者辯仲景論中是傷寒
則集之也曰廣註者廣以廣其方論如古今傷寒之書皆採
附也註以註其正文不分仲景後賢其論皆為解釋其方皆
為詳考也至若仲景論中真寒證別集中寒論三卷即當續
出倘世俗之醫厭此書煩冗欲檢證尋方如頭痛發熱等候
以為不便翻閱則更有增補成氏明理論出焉

錢氏（潢）重編張仲景傷寒證治發明溯源集

十卷

存

自序曰夫天地間風寒暑濕之邪皆可為病人若中之失治而致夭枉者多矣雖古聖立法載在靈樞素問兩經之中奈其義淵深人莫能解迨漢長沙守張仲景慨宗族之淪亡傷橫夭之莫救乃勤求古訓博採衆方撰用素問九卷八十一難陰陽大論胎臚藥錄并平脈辨證為傷寒卒病論合十六卷實祖述黃岐之經義論伊尹之湯液追神農體箕子而作也其書統載於金匱玉函中華佗見之而嘆曰此書可以活

人。晉玄晏先生皇甫謐作甲乙經，其論治傷寒，唯長沙一人。而宋文潞公藥準云：仲景書爲群方之祖，所以後起諸賢，雖千變萬化，各鳴其所得，而無能踰越其矩度者。自西晉太醫令王叔和編次仲景方論十卷，附以己意，爲三十六卷，而卒病論六卷早已遺亡，不復得覩矣。至宋成無己尊奉叔和之註爲傷寒論十卷，今所行於世者，究僅七卷，而前後舛錯，六經混淆，使讀之者茫無端緒，檢閱者漫難尋討。如以陽諸證雜入太陽篇中，合病併病散處三陽前後，結胸痞證曾不分別，陰陽藏結三條分隸四卷，首尾中風傷寒紛出，麻黄桂枝雜陳，壞病無從安置，最爲久遠遺失。溫病不知方法，謂非作者所長致後人不知隨證之治而壞病遂無治法繫以麻黃桂枝治溫而溫病每致云亡凡此皆叔和編次之失無已註釋之病也及宋奉議朱肱活人書一出始變長沙之定法而攪亂經文可稱作俑明節菴陶華截江網殺車搥書盛廢仲景之原文菴為已有實為僭竊新安方有執痛闢其非作條辨因之而作江左喻嘉言指摘其謬尚論由此而成然皆終經義未訓其能澄清其濁亂陰陽莫辨安能洞悉其淵微黃以魯鈍之質自知識劣焉能少窺其淵奧賴先人力學仰聆訓誨於童年昔以知非之歲忽犯傷寒將成不起續得痛痹幾殞其軀飢得復蘇因念兩世食德非立功何以報稱九死重

生惟活人乃可云酬誓必治療千人方為滿願既而思之恐願大難盈無如闡發先聖精微務使流通遠播俾業醫者臨證可以辨疑處方得其精當庶可以全天地之大德拯生民之危殆但三十年來風塵鹿鹿舊學荒陳因發篋陳書奮志苦讀晝之以夜揣摩寒暑無間恐未得經旨因註素問廿篇然後更發仲景書讀之遇隱義未明必披羅經傳鈎玄索隱或宛思默想輒閣筆連旬仲景之文或有脈無證或有證無脈或有方無法或有法無方凡遇艱難無不殫心竭慮不敢以有意忽略必闡發微妙極盡精微其所謂爬羅剔抉刮垢磨光者也至於疑似之間鮮不盡力申明若見昔人誤謬亦必極

其辨論雖或負罪於前賢亦或有裨於後世但自愧學力粗踈識見短淺或理深未遠或舛錯難明姑存疑而有待倘發端于後起繼續矣竊若賢智以挺生焉其有極窮為濟立言之意蓋欲使天下後世皆蒙先聖先賢之澤令沈痾奇疾悉治生和長養之仁是以直溯源流深窮根柢推求靈素辨論陰陽援古證今分經辨證令讀之者知證所自起變所由生且明其立法之義用藥之因倘得道理分明自然識見朗徹但聖經難讀學者畏苦非潛心探索刻意研精焉有不求而自至者哉烏乎道風久壞邪說橫行漸漬日久入人甚深訛謬相沿俗習難改恐一言之綿力不足以廻傾倒之狂瀾乎階

之微光豈能照漫漫之長夜乎姑録存之以俟英賢繼起自能發先聖之意者爲吾道之干城設以余言爲糠粃之導而極盡其廣大精微則斯道之幸亦斯民之幸也余又何慊焉

虞山一一錢後人錢潢天來甫識

柯氏琴傷寒論注來蘇集

六卷

存

自序曰嘗謂胸中有萬卷書筆底無半點塵者始可著書胸中無半點塵目中無半點塵者纔許作古書註疏夫著書固難註疏更難著書者往矣其間幾經兵燹幾番播遷幾次增

删幾許鈔刻多家者有之雜僞者有之脱落者有之錯簡者有之如註疏者著眼則古人之隱旨明塵句新註疏者失眼非依樣胡蘆則別尋枝葉魚目溷珠碔砆勝玉矣傷寒論一書經叔和編次已非仲景之書仲景之文遺失者多叔和之文附會者亦多矣讀是書者必凝神定志慧眼辯觀逐條細勘逐句研審何者為仲景言何者是叔和筆其間若脱落若倒句與訛字衍文須一一指破頓令作者真面目見於語言文字間且其筆法之縱横詳畧不同或互文以見意或比類以相形不因此而悟彼見微而知著者須一一提醒更令作者精神見於語言文字之外始可羽翼仲景註疏傷寒何前

此註疏諸家不將仲景書始終理會先後合參但隨文敷衍故彼此矛盾黑白不辨令碔砆與美璞並登魚目與夜光同珍前此之疑燈未明繼此之迷途更遠學者將何賴焉如三百九十七法之言既不見於仲景之序文又不見於叔和之序例林氏倡于前成氏程氏和于後其不足取信王安道已辯之矣而繼起者猶瑣瑣於數目即絲毫不差亦何補於古人何功於後學哉然此猶未為斯道備累也獨怪大青龍湯仲景為傷寒中風無汗而兼煩躁者設即加味麻黃湯耳而謂其傷寒見風又謂之傷風見寒因以麻黃湯主寒傷營治營病而衛不病桂枝湯主風傷衛治衛病而營不病大青龍

主風寒兩傷營衛治營衛俱病三方割據瓜分太陽之主寒多風少風多寒少種種蛇足羽翼青龍曲成三綱鼎立之說巧言簧簧洋洋盈耳此鄭聲所為亂雅樂也夫仲景之道至平至易仲景之門人人可入而使之茅塞如此令學如夜行岐路莫之指歸不深可慨耶且以十存二三之文而謂之全篇手足厥冷之厥混同兩陰交盡之厥其間差謬何可殫舉楊墨之道不息孔子之道不著醫道之不明不行此其故歟孟子沒而仲尼之道不傳千載無真儒矣仲景沒而岐黄之道莫傳千載無真醫矣此愚所以執卷長吁不能已於注疏也丙午秋校正內經始成尚未出而問世以傷寒為世所甚

重訂將仲景書校正而註疏之，分篇彙論，挈其大綱，詳其細目，證因類聚，方隨附之，倒句訛字，悉為改正，異端邪說，一切辨明，岐伯仲景之隱旨，發揮本論各條之下，集成一帙，名論註，不揣卑鄙，敢就正高明，倘得片言首肯，非稍慰夫愚者之千慮云爾。慈水柯琴韻伯氏題，時己酉初夏也。

凡例曰，傷寒論一書，自以初編次後，仲景原篇不可復見，雖章次混淆，猶得尋仲景面目，方喻輩各為更定，條辨既中邪魔，尚論浸循陋習矣，大背仲景之旨，琴有志重編，因無所據，竊思仲景有太陽證、桂枝證、柴胡證等辭，乃宗其義，以證名篇，而以論次第之，雖非仲景編次，或不失仲景心法耳。一起手先立總綱一篇，令人開卷便知傷寒家脉證得失之大局矣。每經各立總綱一篇，讀此便知本經之脉證大略矣。每篇各標一證爲題，看題便知此方之脉證治法矣。一是編以證為主，故彙集六經諸論，各以類從其證，是某經所重者，分别其經。如桂枝、麻黄等證列太陽，梔子、承氣等證列陽明之類。其有變證化方，如從桂枝證更變加減者，即附桂枝證後；從麻黄湯更變加減者，附麻黄證後。一叔和序例，固與仲景本論不合，所集脉法，其中有關于傷寒者，合于某證，即採附其間，片長可取，即得攀龍附驥耳。一六經中有證治疎略全條刪去者（如少陰病下利白通湯主之，少陰病下利便膿血桃花湯主之等類，為既下利脉微者與白通湯腹痛小便不利與桃花湯主之詳則彼之踈略者可去矣又有脉證各别不相統攝者如太陽病發汗大多因致痓與脉沈而細病身熱足寒等證三條合一論理甚明故合之　一本論每多倒句此古文筆法耳如太陽病血證麻黄湯主之句語在當發其汗下前輩但據章句次序不審前後文理不顧衄家禁忌竟謂衄後仍當用麻黄解表夫既云衄乃解又云自衄者愈何得陣後興兵衄家不可發汗更有明禁何得再為妄汗今人膠柱者多卽明理者亦多為陶氏所惑故將麻黄桂枝小青龍等條悉為構正　一條中有冗句者删之如桂枝證云先發汗不解而復下之脉浮者不愈浮為在外須解外

則愈何等直捷在外下更加而反下之故令不愈今脉浮故知在外等句要知此等繁音不是漢人之筆凡此等口角如病常自汗出條亦從刪例 一條中有衍文者刪之有訛字者改之有闕字者補之然必詳本條與上下條有據確當增刪改正者直書之如無所據不敢妄動發明註中以俟高明之定奪 一加減方分兩制度煎法與本方同者于本方下書本方加某味減某味或一篇數方而後方煎法與前方同者一方未書煎法同前方中藥味修治同前者如麻黃去節杏仁去皮之類但不再註附子必炮若有生用者註之 一可汗不可汗篇等鄙俚固不足取而六經篇中多有叔和

附入合于仲景者取之，如太陽脉浮動數，三陽明論脾約脉證等條，與本論不合，無以發明，反以滋惑，剔出附後，俟識者辨之。

一正文一字句最多，如太陽病脉浮頭項强痛六字，當作爲句讀，言脉氣來尺寸俱浮，頭與項强而痛。若脉浮兩字連讀，頭項强痛而惡寒作一句讀，疎略無味，則字字讀斷，大義先明矣。如心下溫溫欲吐，鬱鬱微煩之類，溫溫、鬱鬱，俱不得連讀，連讀則失其義矣。

唐大烈曰：柯韻伯之言雖暢，不免穿鑿。

傷寒論翼

二卷

存

自序曰：世之補傷寒者百餘家，究其所作，不出二義。一則因論本文爲之註疏，猶公穀說春秋也；一則引仲景之文而爲立論，猶韓嬰說詩爲外傳也。然引徵者固不得斷章取義之理，而註疏者反多以辭害義之文，初不知仲景先師著傷寒雜病論合十六卷，良法大備。此靈素已具諸病之體，而明針法之巧妙，至仲景復構諸病之用，而詳方藥之準繩，其常中之變、變中之常，靡不曲盡。使全書具在，舉其所集，盡可以見病知源。自王叔和編次傷寒雜病分爲兩書，於本論削去雜病，然論中雜病留而未去者尚多，是叔和有傷寒論之專名，終不失傷寒雜病合論之根蒂也。名不附實，

是非混淆古人精義弗彰是以讀之者鮮而旁門歧路莫知適從
豈非叔和編次之繆以禍之歟世謂治傷寒即能治雜病豈知仲
景雜病論即在傷寒論中且傷寒中又多雜病夾雜其間故傷寒
與雜病合論則傷寒雜病之證治井然今傷寒與雜病分門而頭
緒不清必將以雜病混傷寒而妄治之矣乃後人專為傷寒著書
自朱奉議出而傷寒之書日多而傷寒之病日混非其欲傷寒之
混也由不識何病是傷寒也陶節菴出而傷寒之書更多非真傷
寒多也即金匱中雜病亦盡指為傷寒也世錮于邪說反以仲
景書難讀而不知仲景之書皆叔和改頭換面非本來面目也冠脈
法序例于前集可汗不可汗等于後引痓濕暍于太陽之首霍亂

勞後等于厥陰之外，雜鄙見于六經之中，是一部叔和之書矣。林億諸公校正，不得仲景原集，惑于傷寒之名，又妄編三百九十七法，一百一十三方之數，以附會叔和所定之傷寒，發爲之欲知仲景之道，更不可得。後成無己信古篤好，竊然特出，惜其生林億之後，欲爲仲景功臣，無由得其真傳，故註仲景之書，而仲景之旨多不合，作明理論，而傷寒之理反不明，因不得仲景傷寒雜病合論之旨，故不能辨許叔微三方鼎立之謬，反集之於註，開疑端於後人。豈非爲三百九十七法等說所誤乎？因是方中行有條辨之作，而仲景之規矩準繩更加敗壞，以爲亂叔和之編，實以滅仲景之活法也。盧子由疏抄不編林億之數目，不宗方氏之三綱，意甚有見，而又以六經謬配六義、增標本形層、本氣化氣等說、仲景之法、又可堪如此撓亂哉、近日作者蜂起、尚論愈奇、去理愈遠、條分愈新、古法愈亂、仲景六經反茅塞而莫辨、不深可慨耶、原夫仲景之六經為百病立法、不專為傷寒一科、傷寒雜病、治無二理、咸歸六經之節制、六經各有傷寒、非傷寒中獨有六經也、治傷寒者但拘傷寒、不究其中有雜病之理、治雜病者、以傷寒論無關于雜病、而置之不問、將參贊化育之書、悉歸狐疑之域、愚甚為斯道憂之、于仲景究心有年、愧未深悉、然稍見此中微理、敢略陳固陋、名曰傷寒論翼、不并雜病者、恐人未知原文合論之旨、以雜病為不足觀、其當與否、自有能辨之者、甲寅春、慈谿柯琴序、

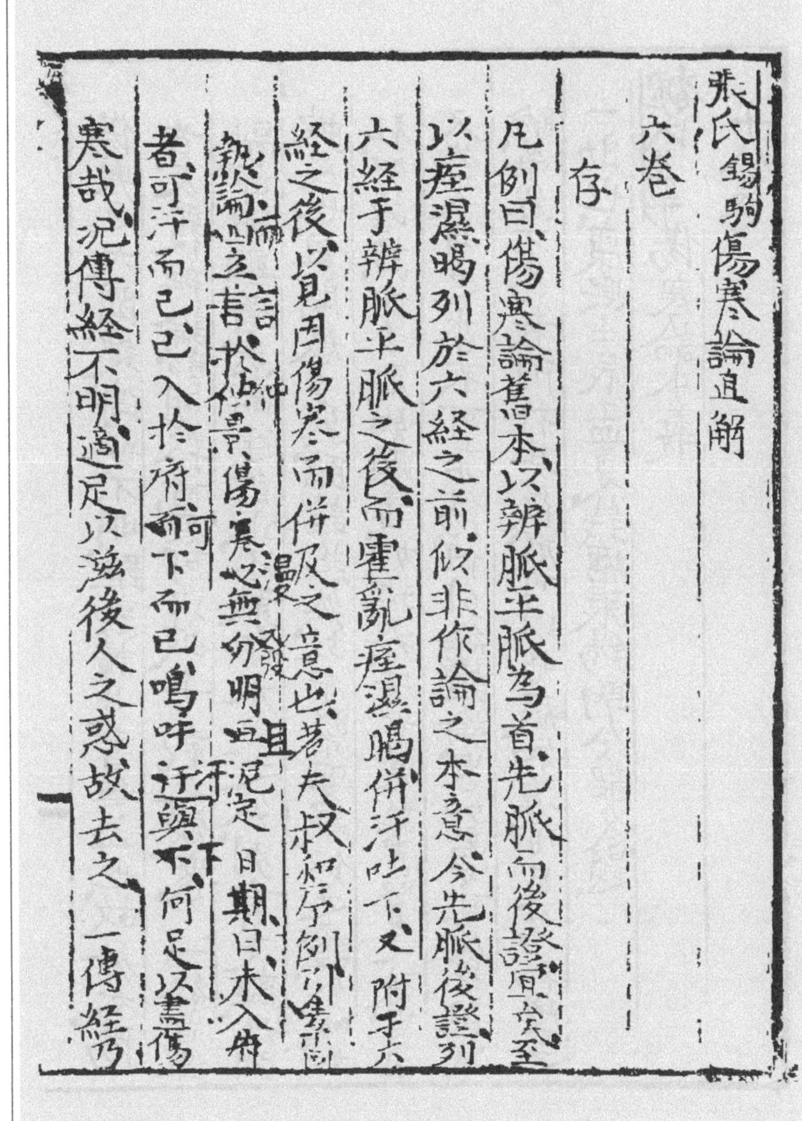

張氏錫駒傷寒論直解

六卷

存

凡例曰。傷寒論舊本。以辨脈平脈爲首。先脈而後證。實矣。至以痓濕暍列於六經之前。似非作論之本意。今先脈後證。列六經于辨脈平脈之後。而霍亂痓濕暍併汗吐下。又附于六經之後。以見因傷寒而併及之意也。若夫叔和序例。以集雜論。而言之者。於傷寒必無分明。且泥定日期。日未入府者可汗而已。已入於府而可下而已。嗚呼。汗與下。何足以盡傷寒哉。況傳經不明。適足以滋後人之惑。故去之。一傳經乃傷寒之大關鍵，傳經不明，雖熟讀是書無益也。故於太陽首叉覆辨論，務期明暢，著展可以破千載之疑案。「經旨渾融，解雖顯著，然辭達即止，不敢于本文之外別有支離，恐蹈蛇足也。但開卷了然，臨證茫然，故于緊要疑似之證，如呃，如狂，如譫語，如舌胎，如顏毒，如斑疹，皆有寒熱虛實之殊，胃氣又為人身之本，不可妄傷，但引經證論，略加愚意，及身親試驗確然不易者，附於其後，庶可以見病知源，亦足為初學之一助也。康熙壬辰孟夏錢塘張錫駒令韶父題。

魏氏荔彤傷寒論本義

十八卷

存

沈德潛曰：魏荔彤字念庭，直隸柏鄉人，官觀察使，著有懷舫集。國朝詩別裁

尤氏怡傷寒貫珠集八卷

存

唐立三曰：傷寒一證，頭緒繁多，自仲景立法立方以來，叔和編次，無已註釋，理蘊爲之一顯，迨後續爲註釋者，不下數十家，互相訾議，殆無底止。余謂數十家中，獨有喻氏之書，膾炙人口，暫以其繁簡得宜，通乎衆耳。然以尤在涇先生貫珠集

較之則又逕庭矣、卽如首篇云寒之淺者、僅傷於衛、風之甚者、并及於營衛之實者、風亦難洩、衛之虛者、寒亦不固、但當分病證之有汗無汗、以嚴麻黃桂枝之辨、不必執營衛之孰虛孰實、以證傷寒中風之殊、立為正治法、權變法、斡旋法、救逆法、類病法、明辨法、雜治法等、仲景著書之旨、如雪亮月明、令人一目瞭然、古來未有、何其金匱心思、梓行於世、并拆入御纂醫宗金鑑、而貫珠集一書、尚未傳播、良可惜哉、吳醫彙講

沈德曆旦先怡、字在京、江南長洲人、布衣、昔皮襲美寓臨頓里、陸魯望自甫里至、與之定交倡和、其地為皮市、在京居其

丗周子迂村亦至自甫里相與賦詩恰符皮陸也在京就韓伯休術欲晦姓名詩亦不求人知而重其詩者謂唐賢得三昧遠近無異詞云國朝詩別裁

徐氏大椿傷寒類方

一卷

存

自序曰王叔和傷寒例云今搜採仲景舊論錄其證候診脉聲色對病真方擬防世急則知傷寒論當時已無成書乃叔和之所搜集者雖分定六經而語無詮次陽經中多陰經治法陰經中多陽經治法參錯不一後人各生議論每成一書

必前後更易數條，互相訾議，各是其說，愈更愈亂，終無定論。不知此書非仲景依經立方之書，乃救誤之書也。其自序云：傷夭横之莫救，所以尋求古訓，博採衆方，蓋因誤治之後，變證錯雜，必無循經現證之理。當時著書，亦不過隨證立方，本無一定之次序也。余始亦疑其有錯亂，乃探求三十年，而後悟其所以然之故，於是不類經而類方。蓋方之治病有定，而病之變遷無定，知其一定之治，隨其病之千變萬化，而應用不爽。此從流溯源之法，病無遁形矣。至於用藥，則各有條理，解肌發汗，攻邪散痞，逐水驅寒，温中除熱，皆有主方，其加減輕重，又各有法度，不可分毫假借。細分之，不外十二類，每類先定主方、即以同類諸方附焉、其方之精思妙用、又復一一註明、條分而縷悉之、隨以論中用此方之證、列於方後、更發明其所以然之故、使讀者於病情藥性、一目顯然、不論從何經來、從何經去、而見證施治、與仲景之旨、無不吻合、豈非至便之法乎、余纂集成帙之後、又復鑽窮者七年、而五易其稿、乃無遺憾、前宋朱肱活人書、亦嘗以治法於方後、但方不分類、而又無所發明、故閱之終不得其要領、此書之成、後之讀傷寒論者、庶可以此為津梁乎、乾隆二十四年、歲在屠維單閼、陽月上浣、洄溪徐大椿序、

四庫全書提要曰、傷寒類方一卷、國朝徐大椿撰、世傳後漢

張機傷寒論，乃晉王叔和蒐採成書，本非機所編次。金聊城成無已始為作注，又以己意移易篇章，自後醫家屢有刊定，如治尚書者之爭洪範、武成，註大學者之爭古本今本，迄於有明，終無定論。大椿以為非機依經立方之書，乃救誤之書，當時隨證立方，本無定序者。於是削除陰陽六經門目，但使方以類從，證隨方列，使人可案證以求方，而不必循經以求證，雖於古人著書本意未必果符，而於聚訟紛呶之中，芟除葛藤之一術也。其中如大青龍湯下註云：脈浮緩，身不疼，但重，乍有輕時，無少陰證者，此湯主之。大椿則以為病情甚輕，不應投以麻黄、桂枝、石膏，此條必有舛誤。又甘草茯苓湯下

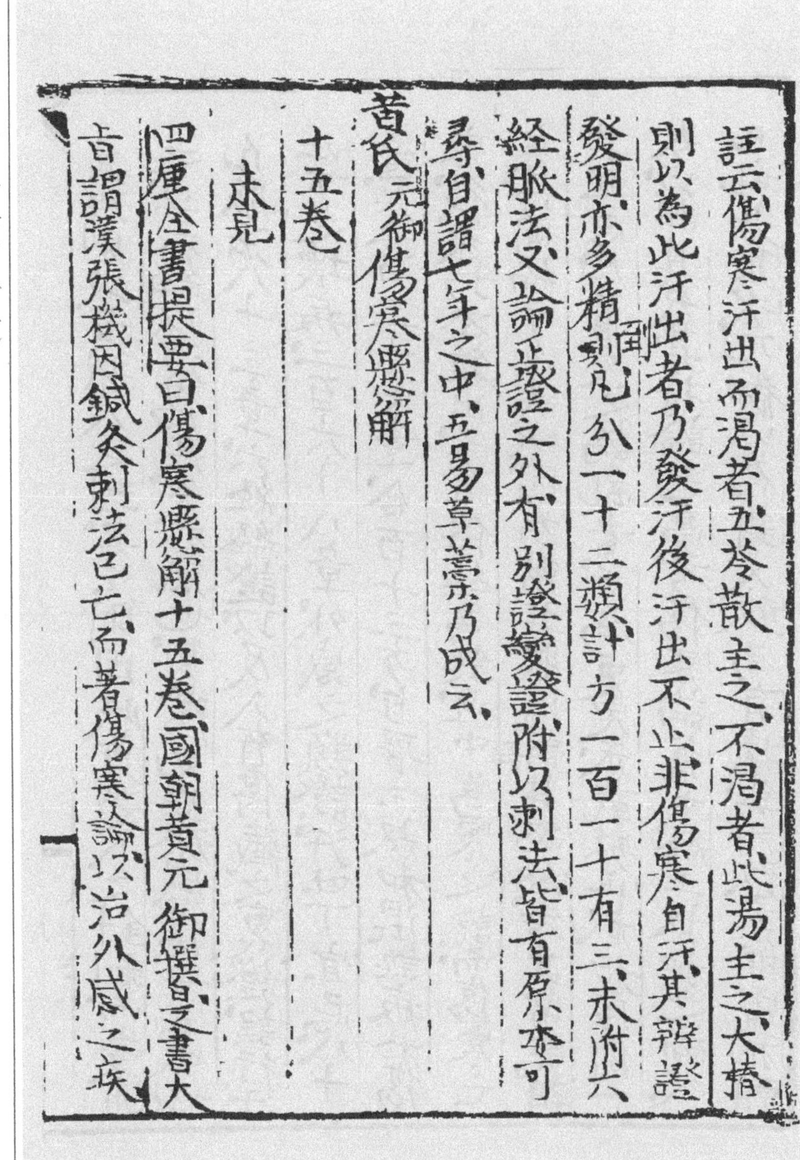

註云傷寒汗出而渴者五苓散主之不渴者此湯主之大椿則以為此汗出者乃發汗後汗出不止非傷寒自汗其辨證發明亦多精闢凡分一十二類計方一百一十有三末附六經脈法又論正證之外有別證變證附以刺法皆有原本可尋自謂七年之中五易草藁乃成云

黃氏元御傷寒懸解

十五卷

未見

四庫全書提要曰傷寒懸解十五卷國朝黃元御撰是書大旨謂漢張機因鍼灸刺法已亡而著傷寒論以治外感之疾

其理則岐黄越人之理其法則因岐黄越人之針刺而變通之立六經以治傷寒從六氣也製陰陽丸以療感傷守五味也凡脉法八十三章六經經證以及入府傳藏之裏證誤行汗吐下之壞病三百六十八章外感之類證汗吐下宜忌八十章共五百三十七章合百十三方自晉王叔和混熱病於傷寒後來坊本雜出又有傳經為熱直中為寒之說而傷寒之亡矣且簡編亦多失次因為解其脉法詳其經絡考其常變辨其宜忌凡舊文之譌亂者悉為更定末載駁正叔和序例一卷以糾其失其持論甚高考傷寒論舊本經王叔和之編次已亂其原次元御以為錯文較為有據與所改素問靈樞難

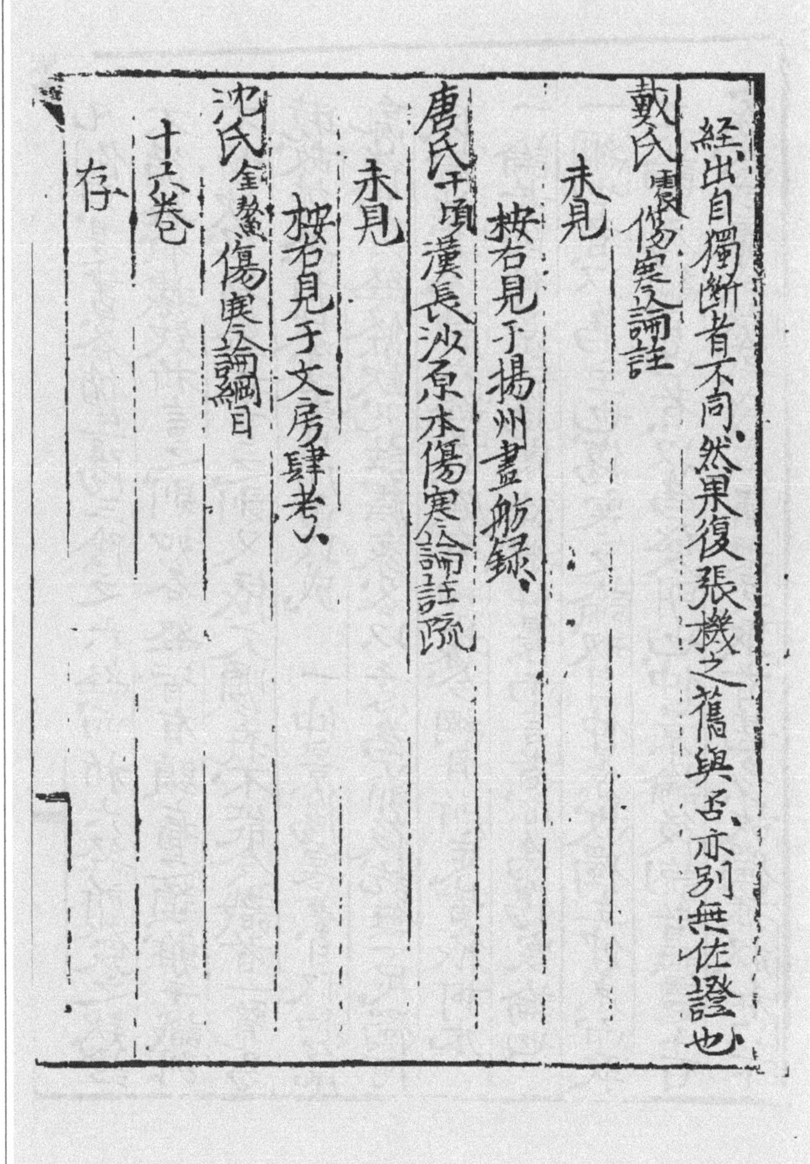

經出自獨斷者不同然果復張機之舊與否亦別無佐證也

戴氏震傷寒論註

未見

按右見于揚州畫舫録

唐氏千頃漢長沙原本傷寒論註疏

未見

按右見于文房肆考

沈氏金鰲傷寒論綱目

十六卷

存

凡例曰是書各循三陽三陰之六經而析六經所發之欵證不循經但據欵析言之則如各經皆有頭痛之類難于識別不析欵但循經挨言之則又依文順義不能令識者一覽易曉故循經析欵是書所由以成　一仲景傷寒書自叔和竄亂後其六經條欵凡註釋家各以意為前後訖無一定獨柯氏論議其分隸六經者頗有理據今綱目所定皆依柯本

一論者即仲景之傷寒論繼仲景而言者亦為傷寒論也

一綱也者以為主也傷寒之論叔自仲景故獨主仲景而取其論以為綱目也者以為發明也仲景論後說者無慮千百家然或偏或駁或淺或庸無足取者甚多故獨採叔和以下

若干家各摘其語之尤精且當者，以為目。一各經各款引仲景之論為綱目已，或有遺而未備者，必其與逐款無關，不便夾入，或語意與所已録者大同小異，故亦置之，亦有條款太繁，不必備録者，閲者當為意會，毋以掛漏為咎。一各經條款彼此相同，如各經俱備載，毋論已，其有詳于此經，不復贅于他經者，或因候治相同者，或因所刻之款相互須彼此連及，故他經不必再詳，閲者當以意會，前後參看，毋得拘泥。一採輯前人諸説，或由理勢所及，或因仲景論之前後相附，不以世代之遠近為拘。一諸家方論俱係專集，擇其至精至當者録之，固已駢珠刻玉，各咀其英，各擷其髓矣。

吳儀洛傷寒分經

十卷

存

凡例曰仲景原文文義深奧其中自有層次轉折因竊倣程子說詩法爲之句櫛字比添細註以聯貫而疏明之務使經義了然不敢妄爲穿鑿一王叔和編次大綱混於節目之中無可尋繹喻氏則先振舉其大綱次詳其節目將三百九十七法分隸於大綱之下極得分經之妙因名之曰分經一王叔和編次之亂序例之誤及林億成無己校註之多差尚論篇中辨之甚詳且明茲集不重錄

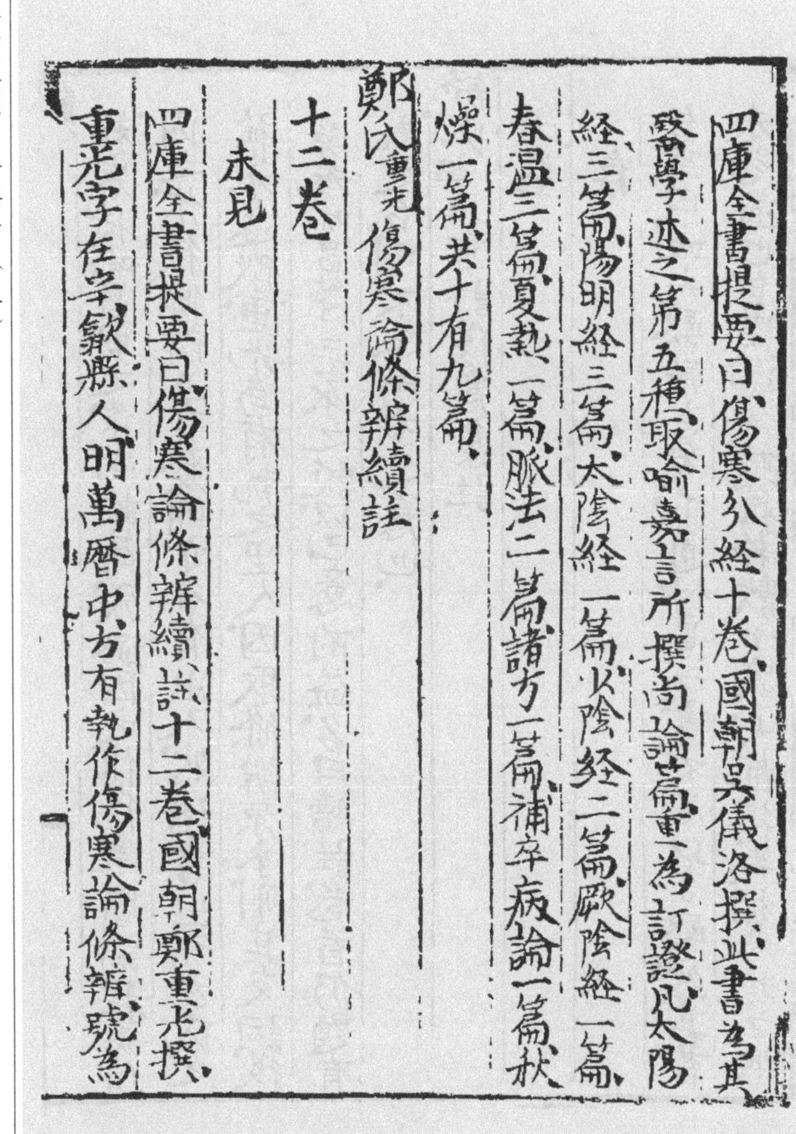

四庫全書提要曰傷寒分經十卷國朝吳儀洛撰此書為其醫學述之第五種取喻嘉言所撰尚論篇重為訂證凡太陽經三篇陽明經三篇太陰經一篇少陰經二篇厥陰經一篇春溫三篇夏熱一篇脈法二篇諸方一篇補卒病論一篇秋燥一篇共十有九篇

鄭氏重光傷寒論條辨續註

十二卷

未見

四庫全書提要曰傷寒論條辨續註十二卷國朝鄭重光撰重光字在辛歙縣人明萬曆中方有執作傷寒論條辨號為

精審後喻昌因之作尚論篇張璐因之作傷寒纘論程應旄因之作後條辨至有發明亦各有出入然諸書出而方氏之舊本遂微重光竊為有執之里人因取條辨原本刪其支詞復旁參喻昌等三家之説以己意附益名曰續注卷首仍題有執之名明不忘所本之意也

鄒氏詒再重訂傷寒集註

十卷

存

自序曰嗟夫醫難言矣不通仲景之書不足以言醫然其書未易通也自漢迄今疏釋者數十家大都得失相参均之無

當惟西昌喻嘉言奮起于千數百年之後，條晰博辨，其旨趣始明于世，而綴學淺識，猶往往背而議之，求能通喻氏之書者，蓋亦寡也。予少好醫方，每苦于難通，獲交南昌羅先生子尚，蓋親承嘉言口授，曰：某得師傳要妙，確守數十年而未傳于徒，年將八旬，時光短矣，懼其傳之或失，亟欲得其人而傳之。今子穎敏而堅銳，可當吾意，乃舉所得于嘉言者，以傳于詔。詔蓋瞿然起，惶然謝，敬受其書而讀焉，曠若蒙之發，底之曉也。于是所至皆有驗。然而仲景之書，雖由尚論而明，其間遺義尚多，故讀者不得其口授，亦鮮能通也。詔不敢苟安于黯淺，聽之以貽其悞，于是不揣薄劣，參考百家，徵以症治，出其一知半解補而詳之殫精瘁神十餘年始克集註成編不可謂非難也二三同志慫慂刻之行世歷有年所竟有尋瑕索瘢匡予之不逮者予心殊未慊也然予既深知其難又安敢因人莫我告言遂忘其難而遽以是自盡乎哉常耿耿孜孜行若忘坐若遺如是者十年于茲矣自覺閱歷多而識見廣學與年而俱進乃取原刻刪之補之重鐫以問世至今又十年矣所歷所驗愈多愈確于是復加訂定或庶幾稍通旨趣可告無罪于同志君子乎抑或等之諸家疏釋均歸無當乎爰再重刻以就正高明冀有攻予之短者予樂得聞而喜有益焉不憚三訂四訂累煩剞劂也大清乾隆三十五年庚

寅春王正月元旦後五日、慎齋學人舒詔馳遠謹識、
凡例曰、仲景傷寒論、洵醫家之要典也、自經兵燹、卷帙散軼、
其所存者、僅得之當時讀者之口授、故其篇目失次、缺而不
完、王叔和于尚可搜求之際、乃不深加考訂、而雜以偽撰、成
編、陰陽舛錯、顛倒無倫、其後歷代相沿、未及精察、西昌喻嘉
言始為削去偽撰、清出原文、止存三百六十條、爰著尚論篇、
條晰諸法、綱舉目張、釐正六經、井井不紊、義例之善、無出其
右、故是書篇目、一一遵之、而不敢易、 一、喻嘉言尚論三百
九十七法、未及一百一十三方、後人惜其方論未備、稍有餘
憾、其徒徐忠可原方發明、所由作也、然亦擇焉而未精、語焉

而未詳其方論，別為一集，簡閲終非至便。今是書即列原方于本條之下，櫽括徐氏之意，博採諸家論者，以明其立方之旨、命名之義，并將藥性逐一講明某藥所以能治某病之故，而某藥又有宜于此不宜于彼者，俱有至理存焉。俾學者讀仲景治病之法，即就便以考主治之方，而無翻閲之勞，是亦消埃之助也。

一是書原為初學而設，不尚辭藻，凡先賢論説間文又概置不録，或辭多于意者，皆節其要而叅之，或意隱于辭者，微加損益以顯捷而出之。或先賢有不經意之字及後世傳訛倒亂之句，皆以理正之。極知僭越無似，然輒援先賢之意，引誘後來之心，大不獲已。救世之君子，其必有以諒我

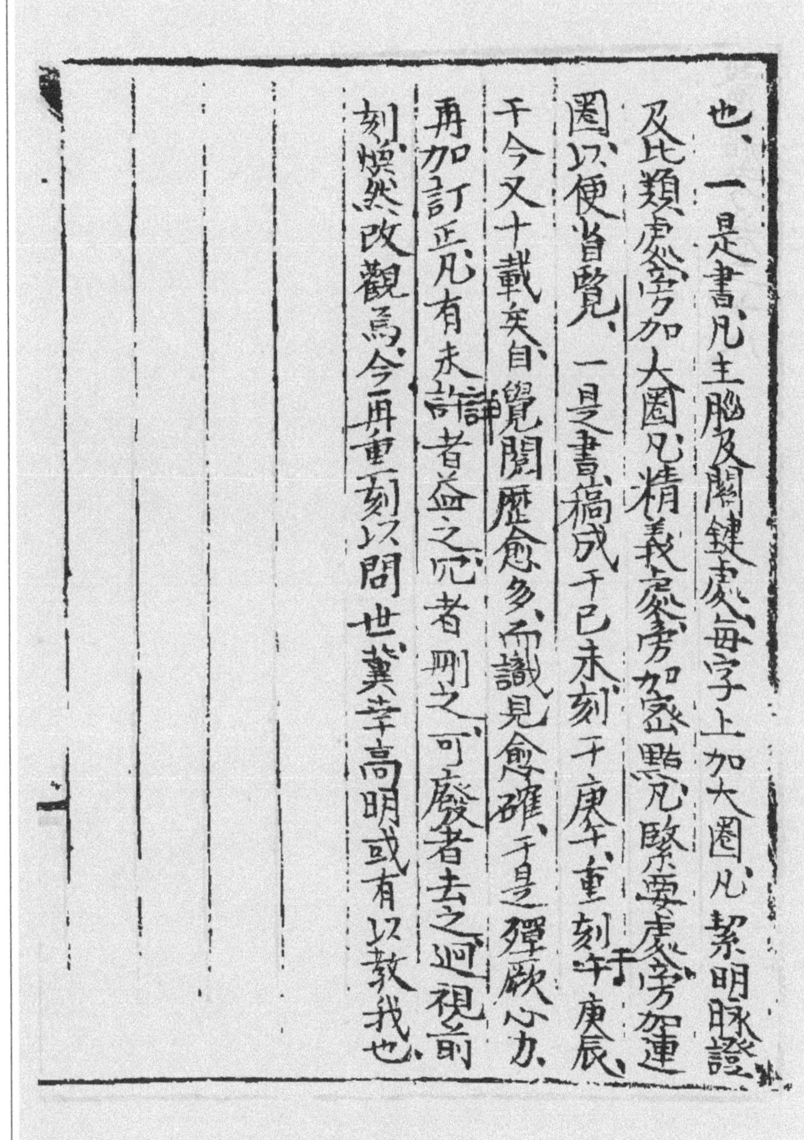

也、一是書凡主腦及關鍵處、每字上加大圈、凡絜明脉證及比類處、旁加大圈、凡精義處、旁加密點、凡緊要處、旁加連圈、以便省覽、一是書稿成于己未、刻于庚午、重刻于庚辰、于今又十載矣、自覺閱歷愈多、而識見愈確、于是殫厥心力、再加訂正、凡有未詳者益之、冗者删之、可廢者去之、迴視前刻、煥然改觀、爲今再重刻以問世、冀幸高明或有以教我也、

醫籍考卷二十八

醫籍考卷二十九

東都　丹波元胤紹翁　編

方論七

王氏珉傷寒身驗方

七録一卷

佚

晉書本傳曰：王珉，字季琰，少有才藝，善行書，名出珣右。時人為之語曰：法護非不佳，僧彌難為兄。僧彌，珉小字也。時有外國沙門名提婆，妙解法理，為珣兄弟講《毗曇經》。珉時尚幼，講未半，便云已解，即於別室與沙門法綱等數人自講。法綱嘆曰大義皆是但小未精耳辟州主簿舉秀才不行後歷著作散騎郎國子博士黄門侍郎侍中代王獻之為長兼中書令二人素齊名世謂獻之為大令珉為小令太元十三年卒年三十八追贈太常

按隋志舊鈔撰人名氏證類本草樺木皮引陳藏器本草拾遺曰晋中書令王珉傷寒身驗方作櫨字濃煮汁冷飲主傷寒熱毒療特良今據以訂補

徐氏方伯辨傷寒　按方伯當作文伯

七録一卷

佚

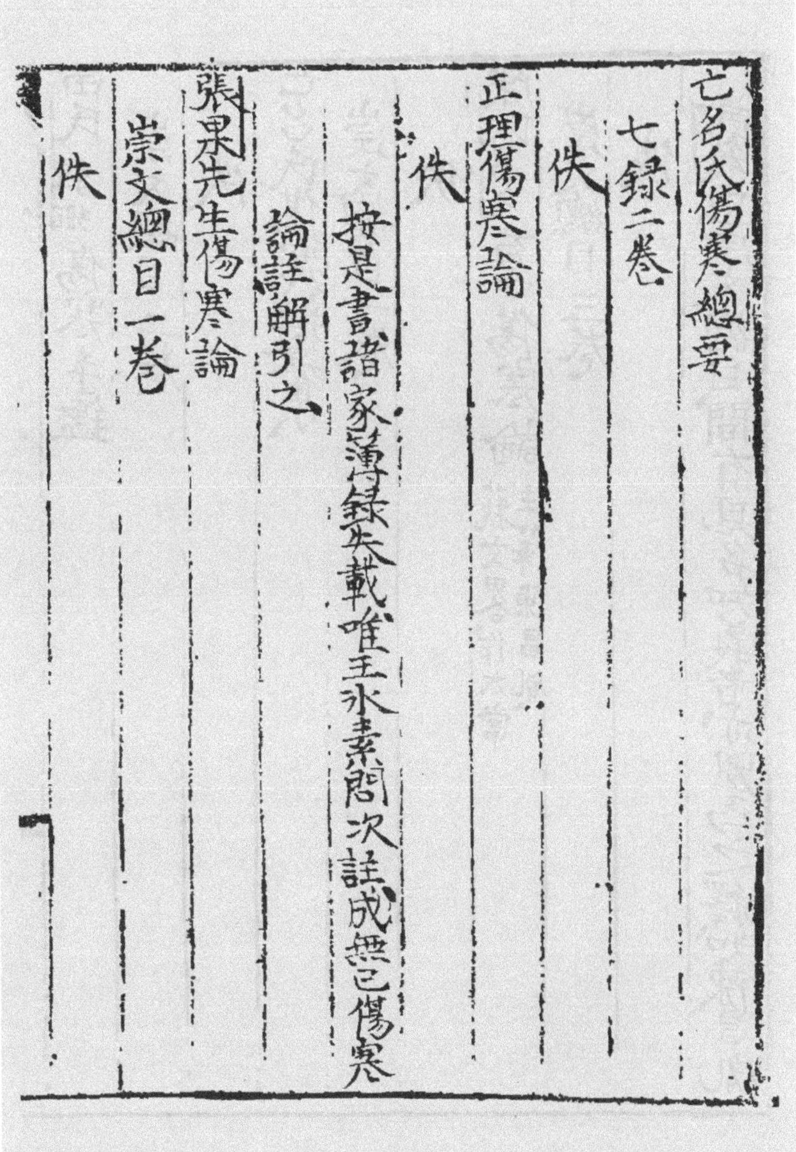

亡名氏傷寒總要

七録二卷

佚

正理傷寒論

佚

按是書諸家簿録失載唯王冰素問次註成無已傷寒論註𫾭解引之

張果先生傷寒論

崇文總目一卷

佚

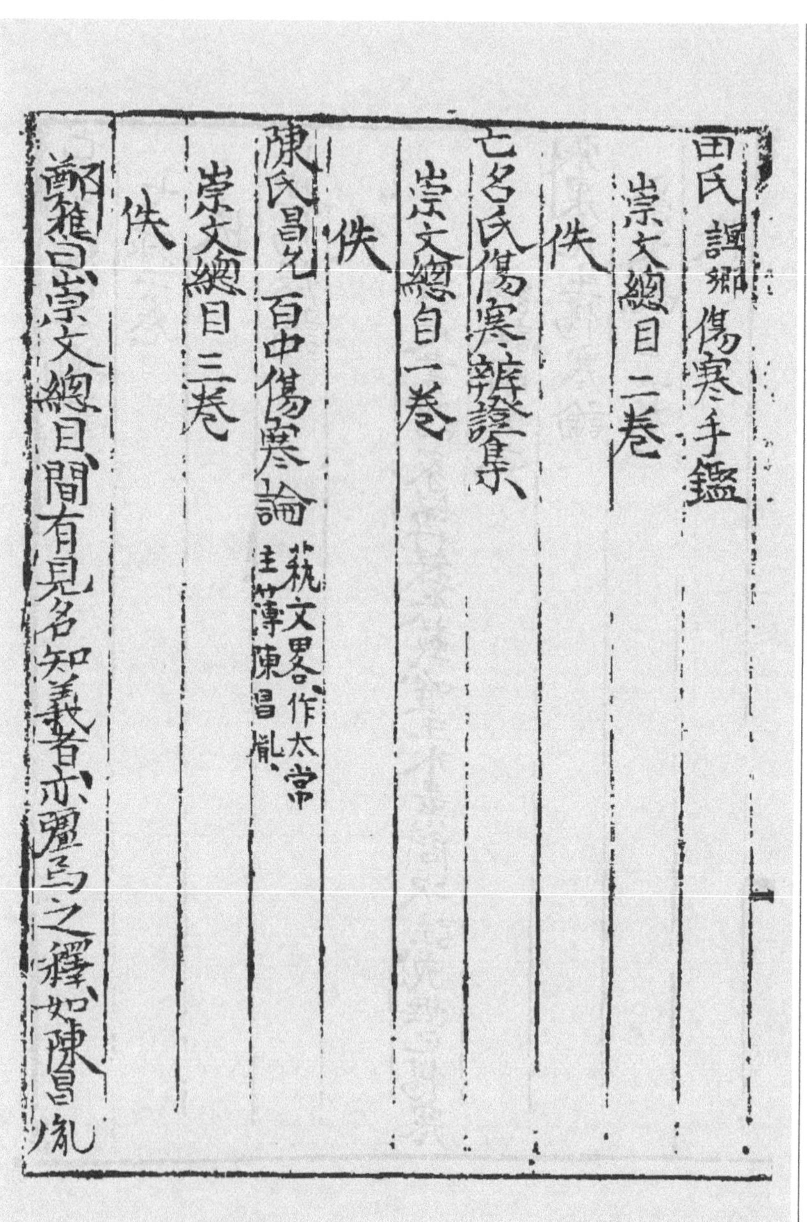

田氏諲鄉傷寒手鑑

崇文總目二卷

佚

亡名氏傷寒辨證集

崇文總目一卷

佚

陳氏昌允百中傷寒論 藝文畧作太常主簿陳昌胤

崇文總目三卷

佚

鄭樵曰崇文總目間有見名知義者亦彊爲之釋如陳昌胤

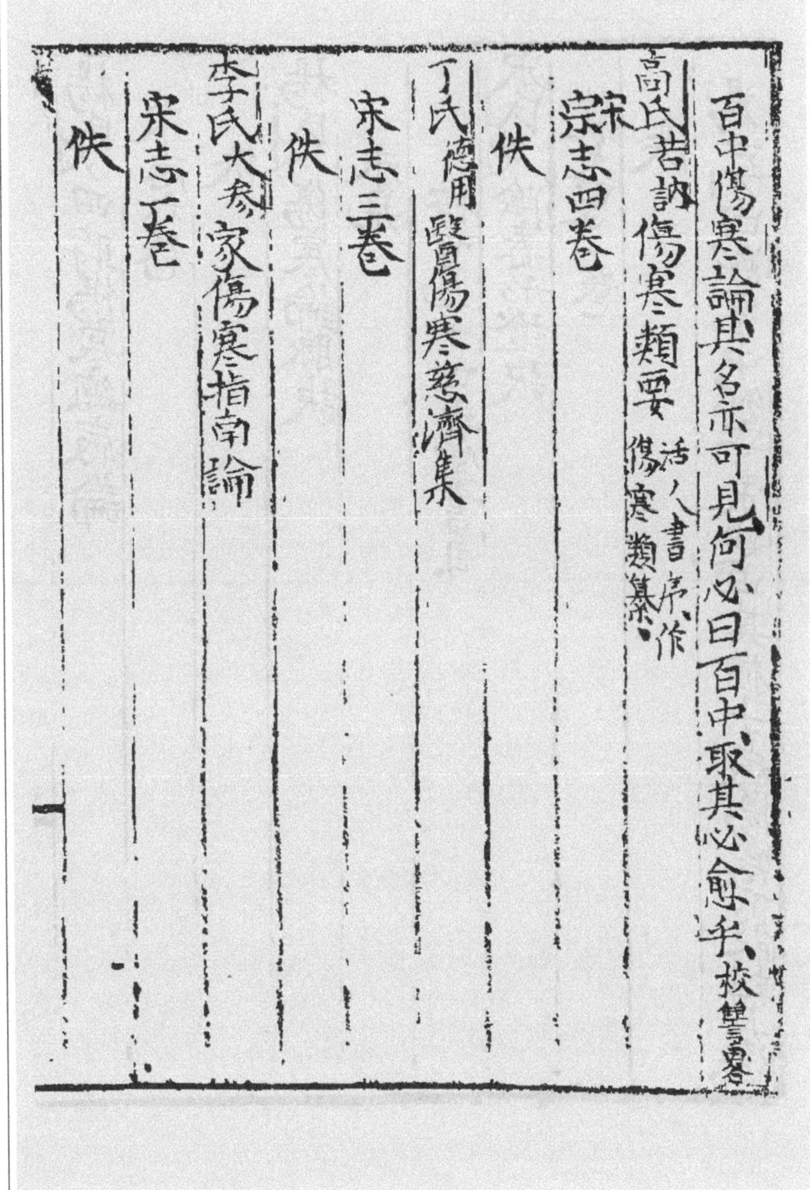

百中傷寒論其名亦可見何必曰百中取其必愈乎校讐畧

高氏若訥傷寒類要活人書序作傷寒類纂

宋志四卷

佚

丁氏德用醫傷寒慈濟集

宋志三卷

佚

李氏大參家傷寒指南論

宋志一卷

佚

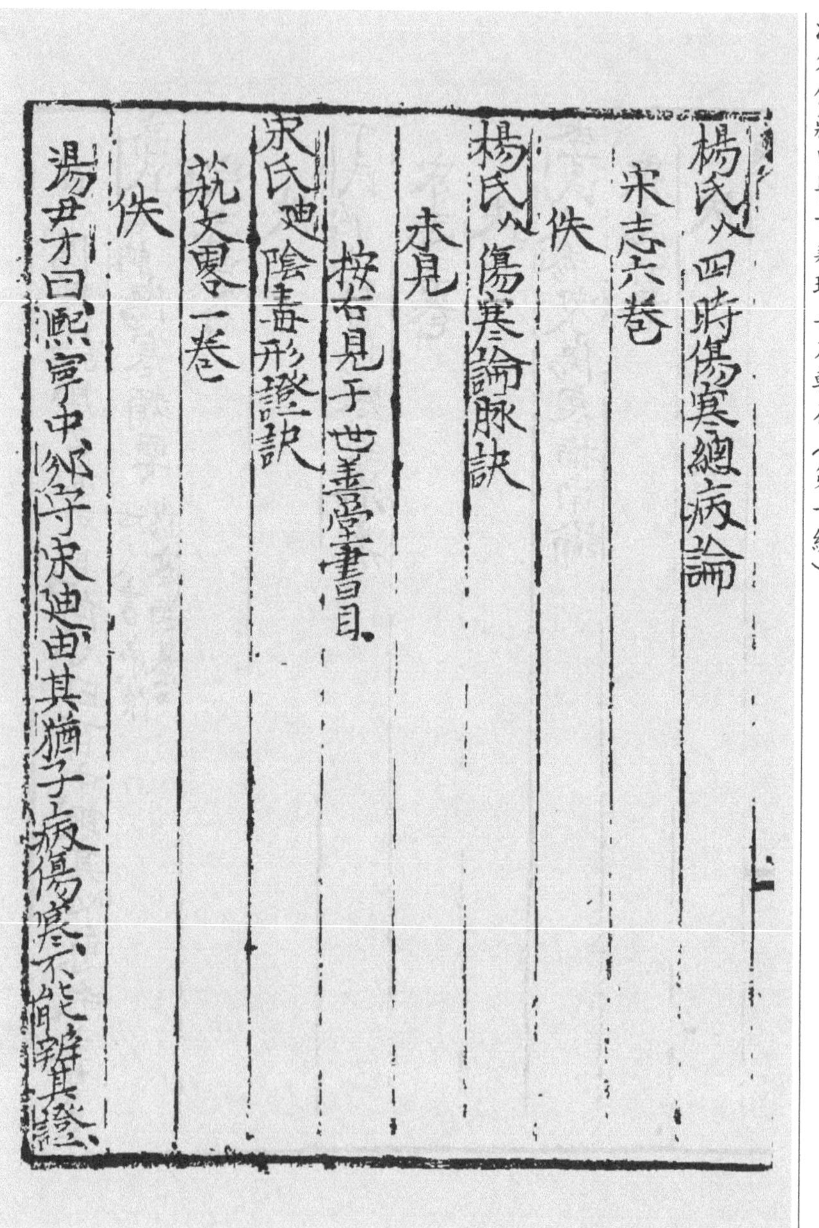

楊氏四時傷寒總病論

宋志六卷

佚

楊氏傷寒論脉訣

未見

按右見于世善堂書目

宋氏廸陰毒形證訣

崇文目一卷

佚

湯尹才曰熙寧中邠守宋廸由其猶子病傷寒不能辨其證

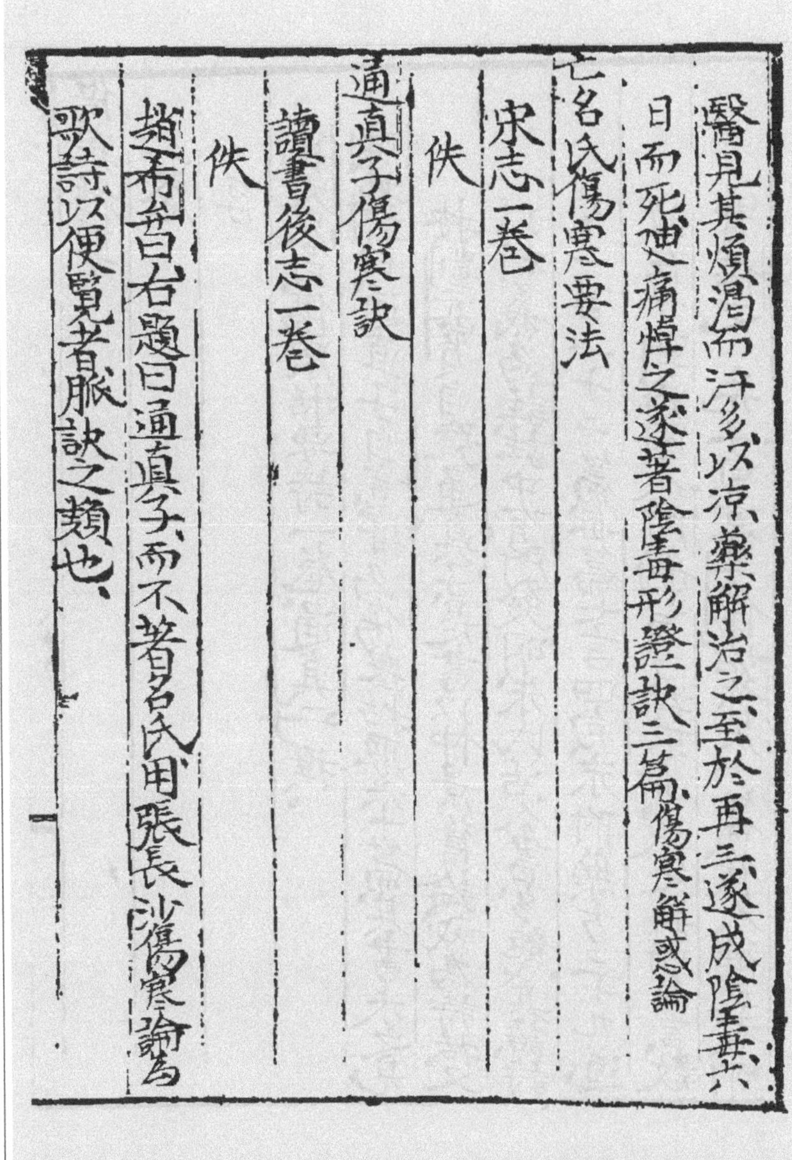

醫見其煩渴而汗多以涼藥解治之至於再三遂成陰毒六日而死甚痛悼之遂著陰毒形證訣三篇傷寒解惑論

亡名氏傷寒要法

宋志一卷

佚

通真子傷寒訣

讀書後志一卷

佚

趙希弁曰右題曰通真子而不著名氏用張長沙傷寒論為歌詩以便覽者脈訣之類也

傷寒括要

二卷　存

埶文畧曰傷寒括要詩一卷通真子撰

陳振孫曰通真子自言嘗為傷寒括要六十篇其書未之見

按劉元賓自號通真子是書以仲景舊論裁為詩括又以剩義為註註中有所發明朱氏活人書多襲其語詩凡一百一十二篇每篇七言四句末附藥方三十九道收在于朝鮮國人所編醫方類聚中較之其所自言數實倍之　先子曰意子儀始作六十篇後人補之者鄭

漁仲唯見其初集故稱一卷弟堅從類聚中錄出釐為二卷今仍著錄于此讀書後志所著似是一書

錢氏乙傷寒指微論

五卷

佚

宋史本傳曰錢乙字仲陽本吳越王俶支屬祖從北遷遂為鄆州人父穎善醫然嗜酒喜遊一旦東之海上不反乙方三歲母前死姑嫁呂氏哀而收養之長誨之醫告乃以家世即泣請往迹尋凡八九反積數歲遂迎父以歸時已三十年矣鄉人感慨賦詩詠之其事呂如事父呂沒無嗣為收葬行服

乙始以顱顖方著名至京師視長公主女疾授翰林醫學皇子病瘈瘲乙進黃土湯而愈神宗召問黃土所以愈疾狀對曰以土勝水水得其平則風自止帝悅擢太醫丞賜金紫由是公卿宗戚家延致無虛日廣親宗子病診之曰此可毋藥而愈其幼在傍指之曰是且暴疾驚人後三日過午可無恙其家恚不答明日幼果發癇甚急召乙治之三日愈問其故曰火色直視心與肝俱受邪過午者所用時當更也王子病嘔泄他醫與剛劑加喘焉乙曰是本中熱脾且傷奈何復燥之將不得前後溲與之石膏湯王不信謝去信宿浸劇竟如言而效士病欬面青而光氣硬硬乙曰肝乘肺此逆候也若

秋得之可治今春不可治其人祈哀強予藥明日曰吾藥再瀉肝而不少却三補肺而益虚又加唇白法當三日死今尚能粥當過期居五日而絶孕婦病醫言胎且墮乙曰娠者五藏傳養率六旬而更誠能候其月偏補之何必墮已而母子能得全又乳婦因悸而病既愈目張不得瞑乙曰煮郁李酒飲之使醉即愈所以然者目系内連肝膽恐則氣結膽衡不下郁李能去結隨酒入膽結去膽下則目能瞑矣飲之果驗乙本有羸疾每自以意治之而後甚嘆曰此所謂周痺也入藏者死吾其已夫既而曰吾能移之使在末因自製藥日夜飲之左手足忽攣不能用喜曰可矣所親登東山得茯苓大

踰卅以法嗽之盡由是雖偏廢而風骨得堅如全人以病免
歸不復出乃為方不名一師於書無不闚書不靳靳守古法
時度越縱舍卒與法會尤邃本草諸書辨正闕誤或得異聞
問之必為言生出本末物色名貌差別之詳退而考之皆合
未年變痒寖劇家知不可為召親戚訣別易衣待盡家遂卒八十
二、
徐春甫曰錢乙所著有傷寒指微論嬰孩論若干卷（古今醫統）
胡氏勉傷寒類例
佚
沈氏括別次傷寒

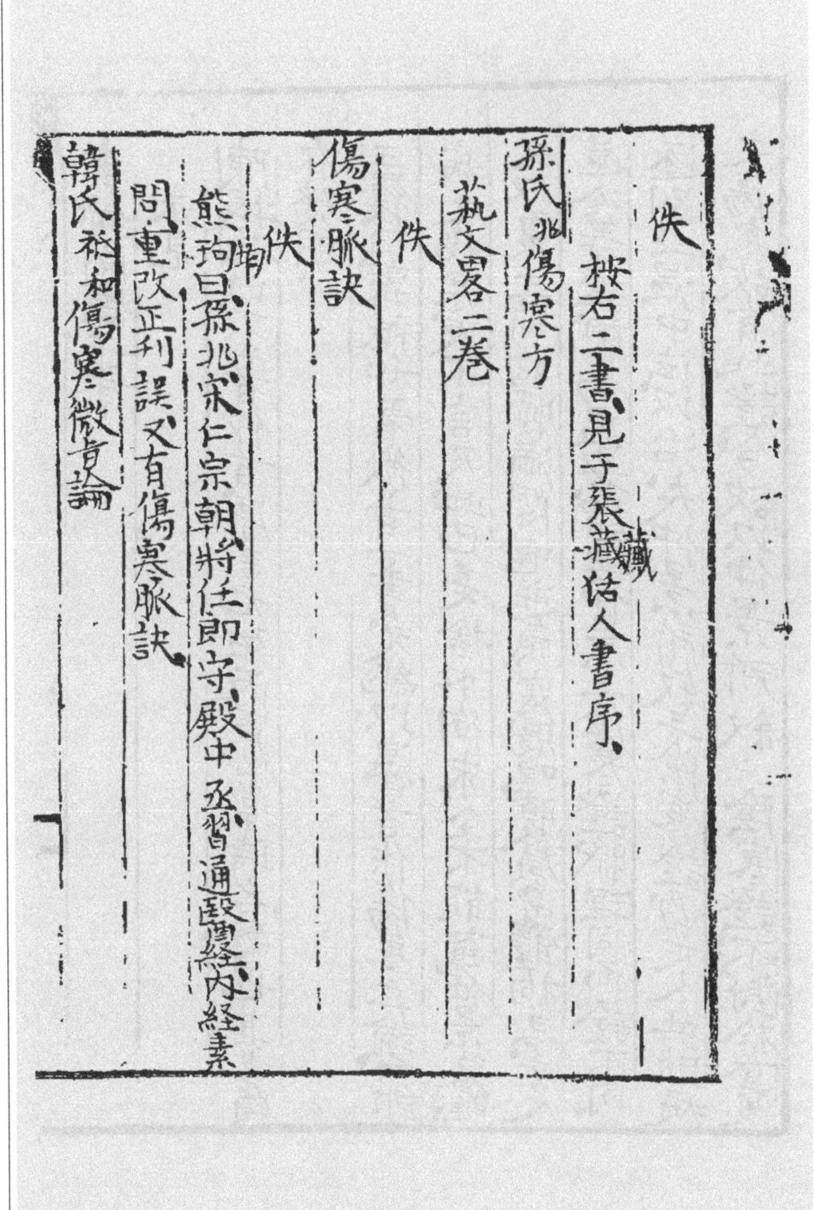

佚

按右二書見于張藏活人書序

孫氏兆傷寒方

藝文畧二卷

佚

傷寒脈訣

佚

熊均曰孫兆宋仁宗朝將仕郎守殿中丞習通醫經內經素問重改正刊誤又有傷寒脈訣

韓氏祗和傷寒微旨論

書録解題十卷

未見

陳振孫曰不著作者序言元祐丙寅必當時名醫也其書頗有發明

王履曰韓祇和著微旨一書又純以温暑作傷寒立論而即病之傷寒反不言及此已是捨本徇末全不能窺仲景藩籬又以夏至前胸膈滿悶嘔逆氣塞腸鳴腹痛身體拘急手足逆冷等證視為温暑謂與仲景三陰寒證脈理同而證不同遂别立温中法以治夫仲景所敘三陰寒證乃是冬時即病之傷寒故有此證今欲以仲景所敘三陰寒證不對於春夏

溫暑之病不亦惛乎雖然祇和未悟仲景立法本旨而又適當溫暑病作之際其為惑也固宜以余觀之其胸膈滿悶嘔逆氣塞等證若非內傷冷物則不正暴寒所中或過服寒藥所變或內外俱傷於寒之病也且祇和但曰寒而當溫然未嘗求其所以為寒之故能求其故則知溫暑本無寒證矣浮洄集

四庫全書提要曰傷寒微旨二卷宋韓祗和撰是書宋史藝文志不載陳振孫書錄解題載有其名亦不著作者名氏但據序題元祐丙寅知其為哲宗時人而已今檢永樂大典各卷內此書散見頗多每條迭標韓祗和之名而元戴良九靈

山房集亦稱自後漢張機著傷寒論晉王叔和宋成無己龐
安常朱肱許叔微韓祇和王寔之流皆互相闡發其間祇和
名與永樂大典相合是祇和實北宋名醫以傷寒爲專門者
特宋史方技傳不載其履貫遂不可考耳書凡十五篇間附
方論大抵皆推闡張機之旨而能變通其間其可下篇不之
湯液惟以早下爲大戒蓋爲氣質羸弱者言然當以脈證相
參知其邪入陽明與否以分汗下不宜論枉過直竟廢古方
至如辨脈篇據傷寒例桂枝下咽陽盛乃斃承氣入胃陰盛
乃亡之義以攻楊氏之謬誤可汗篇分陰盛陽虛陽盛陰虛
陰陽俱盛之三門則俱能師張氏而神明其意矣又如汗下

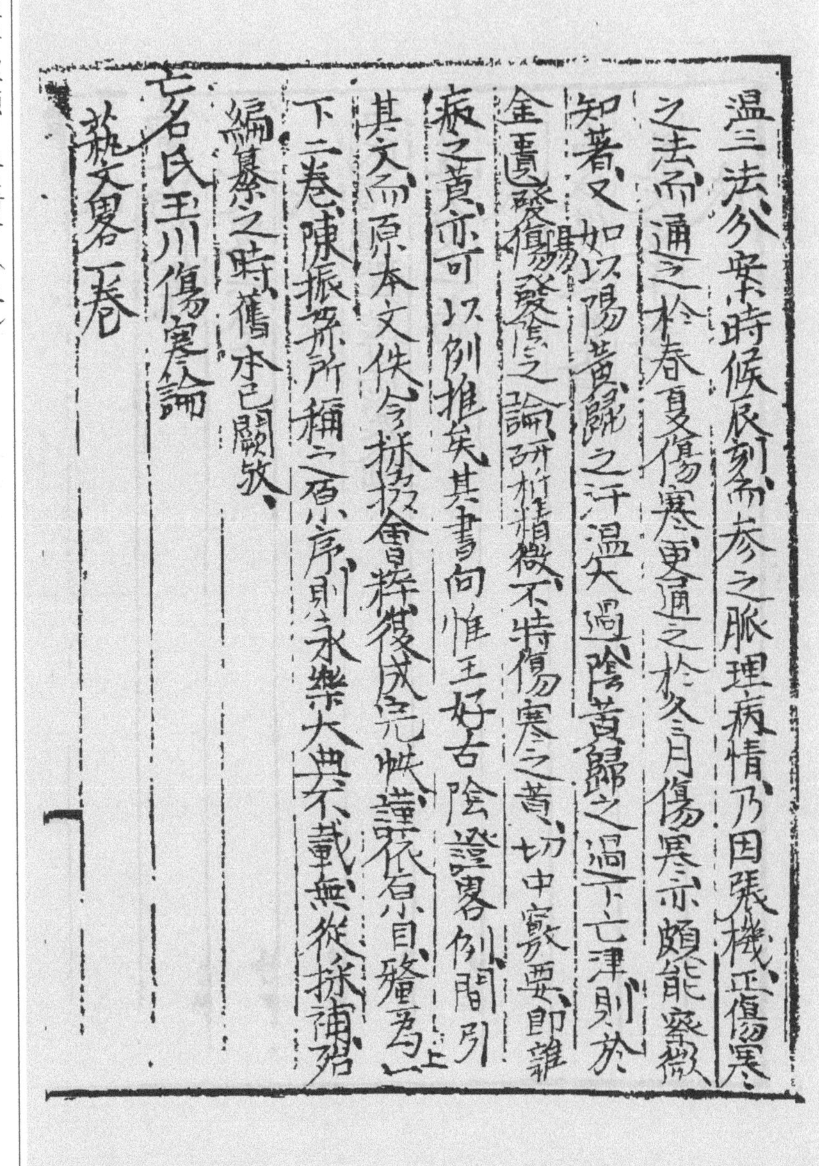

温三法分案時候辰刻而參之脈理病情乃因張機正傷寒之法而通之於春夏傷寒更通之於冬三月傷寒亦頗能察微知著又如以陽黃歸之汗溫大過陰黃歸之溫下亡津則於金匱發傷陽發黃之論研析精微不特傷寒之黃切中竅要即雜病之黃亦可以例推矣其書向惟王好古陰證畧例間引其文而原本久佚今採掇會粹復成完帙謹依原目釐為上下二卷陳振孫所稱二百八序則永樂大典不載無從採補殆編纂之時舊本已闕歟

亡名氏玉川傷寒論

蘇文畧一卷

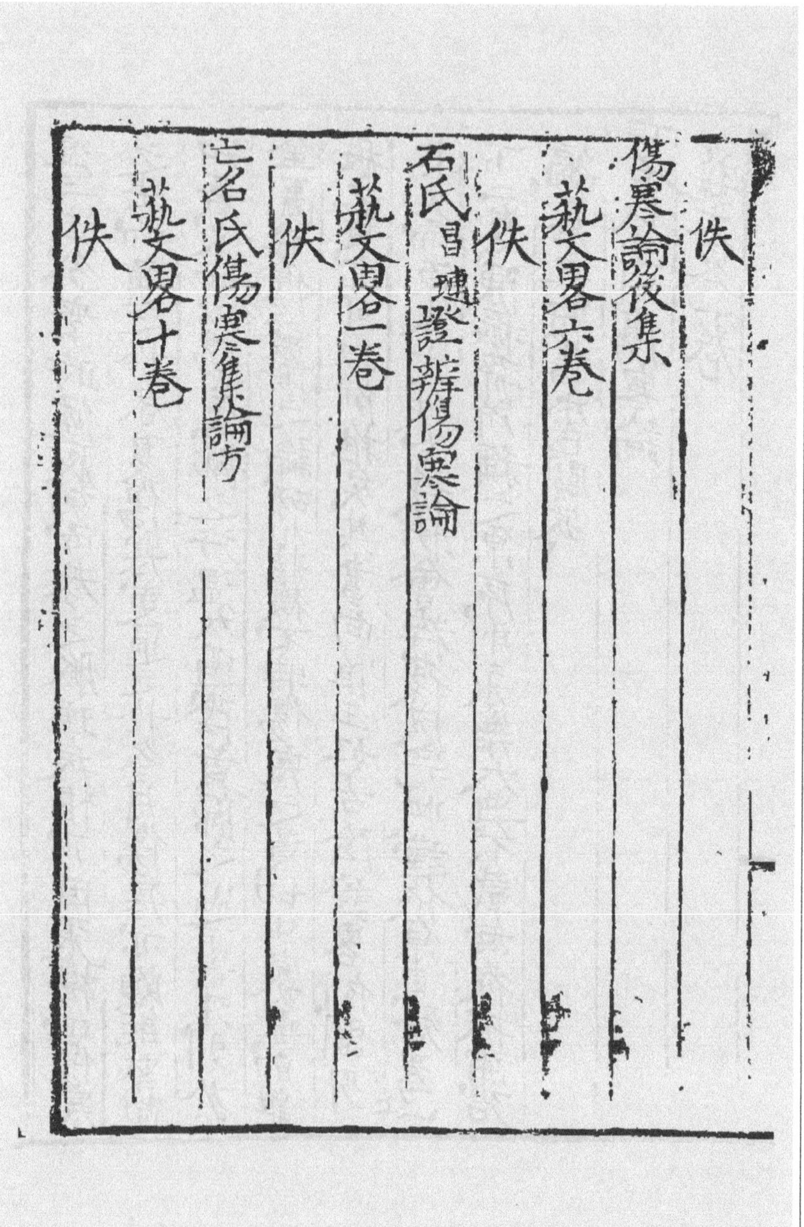

佚

傷寒論後集

蓺文畧六卷

佚

石氏昌璉證辨傷寒論

蓺文畧一卷

佚

亡名氏傷寒集論方

蓺文畧十卷

佚

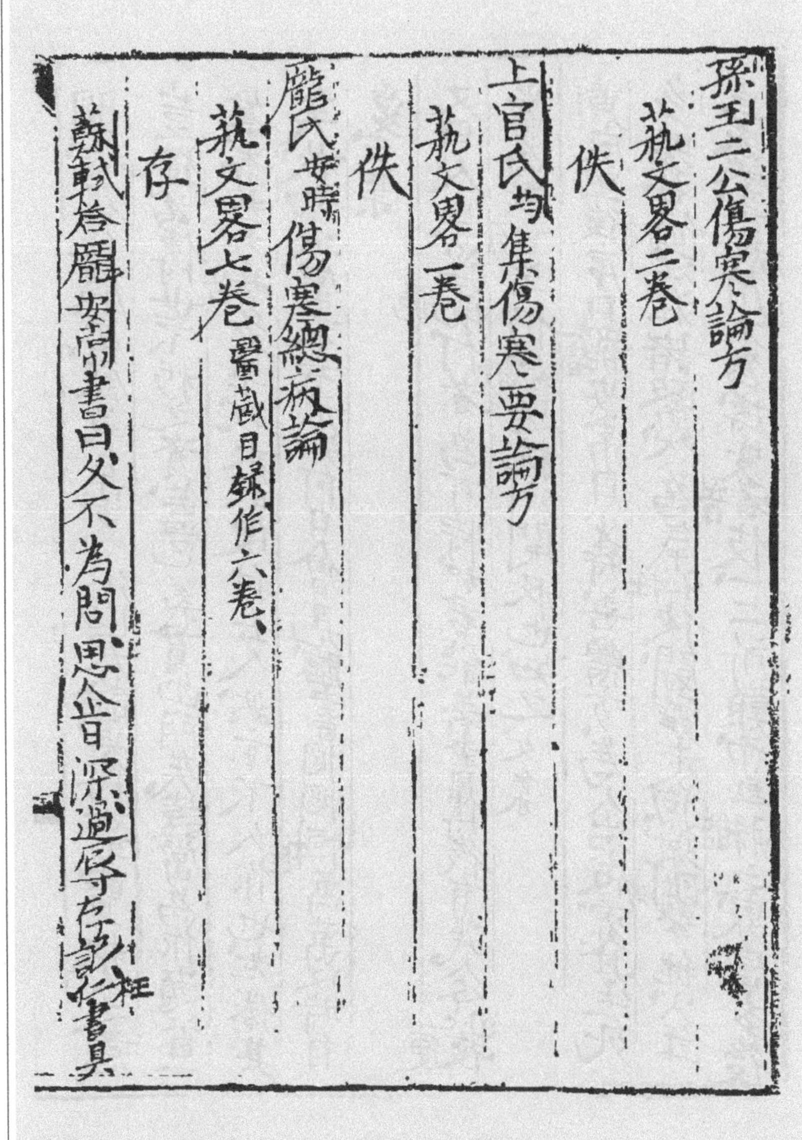

孫王二公傷寒論方

藝文畧二卷

佚

上官氏均集傷寒要論方

藝文畧一卷

佚

龐氏安時傷寒總病論

藝文畧七卷　醫藏目録作六卷

存

蘇軾答龐安常書曰久不為問思企日深過辱存訪杜仁書具

聞起居佳勝感慰並集東垣傷寒論直傳古聖賢救人之意豈獨為傳世不朽之資蓋已義貫幽明矣嘗當為作題首一篇寄去方苦多事故未能便付去人然亦不久作也老倦其矣秋初決當求去未知何日會見臨書悒悒惟萬萬以時自愛文集

又曰人生浮脆何者為可恃如君能著書傳後有幾念此復當為數百字仍欲送杭州開板也知之文集

黃庭堅後序曰龐安常自以善醫方為人治病處其生死多驗名傾江淮諸醫然為氣任俠鬥雞走狗蹴鞠擊毬少年豪縱事無所不為博奕音技一二所難而益精之家富多後

房不出戶而所欲得人之以醫聘之也皆多陳其所好以順適其意其來也病家如市其疾已也君脫然不受謝而去之中年乃屏絕戲弄閉門讀書自神農黃帝經方扁鵲八十一難靈樞甲乙葛洪所綜緝百家之言無不貫穿其簡策紛錯黃素朽蠹先師或失其讀學術淺陋私智穿鑿曲士或窺其文安常悉能辨論發揮每用以視病如是而生如是而不治幾乎十全矣然人以病造之不擇貴賤貧富便齋曲房調護以寒暑之宜珍膳美饌時節其飢飽之度愛其老而慈其幼如痛在己也未嘗輕用人之疾嘗試其所不知之方蓋其輕財如糞土而樂義耐事如慈母而有常似秦漢間游俠而不

害人以戰國四公子而不爭利所以能動而得意世之疾不可縷數也日過之未嘗有德色著傷寒論多得古人不言之意其所師用而得意於病家之陰陽虛實今世所謂良醫十不得其五也余始欲掇其要論其精微使士大夫稍知之適有心腹之疾未能卒業然未嘗游其庭者雖得吾說而不解誠加意讀書書則過半矣文敏通老人誠加以下十字作若有意於斷者讀其書自足覽其精微故特著其行事以為後序云其前序海上道人諾之故虛右以待元符三年三月朔日

張蕆跋曰張仲景傷寒論診病處方纖悉必具又為之增損進退之法以預告人嗟夫仁人之用心哉且非通神造妙不

能為也，安常又竊憂其有病證而無方者，續著為論數卷，用心為述，追儗古人，淮南謂安常能為傷寒說，豈不信哉。（文獻通考）

四庫全書提要曰：傷寒總病論六卷，附音訓一卷，修治藥法一卷，宋龐安時撰。安時字安常，蘄水人。（袁文甕牖閒評載蘇軾稱蜀人龐安常，未詳孰是。）安時本士人，習與蘇軾、黃庭堅游，第六卷末附與蘇軾書一篇，論是編之義甚悉，卷首載軾答安時一帖，猶從手蹟鉤摹，形模略具，又以黃庭堅後序一篇冠之於前，序末稱前序海上人諾為之，故虛其右以待，署元符三年三月作。時軾方謫儋州，至五月始移廉州，七月始渡海至廣，故是年三月，

猶栖海上久也然軾以是年六月北歸至次年七月即卒於
常州前序竟未及作故即移後序為弁也序中剗去庭堅涪石
帖中亦剗去軾名考卷末附載音訓一卷修治藥法一卷題
政和癸巳門人董炳編字知正當禁絕蘇黃文字之日諱而
闕之也此本猶從宋本鈔出故仍其舊耳宋藝文志但載安時
難經解前後兩見而不載此書文獻通考載龐氏家藏秘寶
方五卷引陳振孫之言云云似乎別為一書而列庭堅之序
與此本同疑當時已無刻本故傳寫互異歟又載張耒一跋
云此本未載此跋殆傳寫偶佚歟又耒作明道雜志記安
時治驗極其推挹而葉夢得避暑錄話乃頗不滿於安時蓋

耒蘇軾客夢得齊京客其門屢矣也然曾敏行獨醒雜志亦記其治泗州守王公鄧中丹石毒甚奇又記其治公鄧之女尤神異敏行於元祐紹聖兩局均無恩怨則所記當為公論矣

汪琥曰傷寒總病論宋蘄水龐安時撰書凡六卷其第一卷乃敘論及六經等篇第二卷則論汗吐下可不可及用水用火和表溫裏之法第三卷則論結胸痞氣陰陽毒狐惑百合痓濕暍及雜病勞復等證第四卷則論暑病時行寒疫斑瘡等證第五卷則論天行溫病及變噦變黃敗壞等證復附以小兒傷寒證第六卷則載冬夏傷寒發汗雜方及妊娠傷寒

方傷寒暑病通用刺法，傷寒溫熱病死生證，及附以瘥後禁、忌。仲景脉說。華佗內外實辨。琥按：龐氏論中，雖間有發明仲景之處，然其用藥，亦寒熱錯雜，經絡不分，卽如蘇子瞻所傳聖散子方，一例載入，殊為駭觀。

按周必大跋山谷書東坡聖散子傳曰：山谷作龐安常傷寒論後序云：前序海上道人諾為之，故虛右以待道人，指東坡也。

某氏闕名傷寒論，

藝文畧一卷

佚

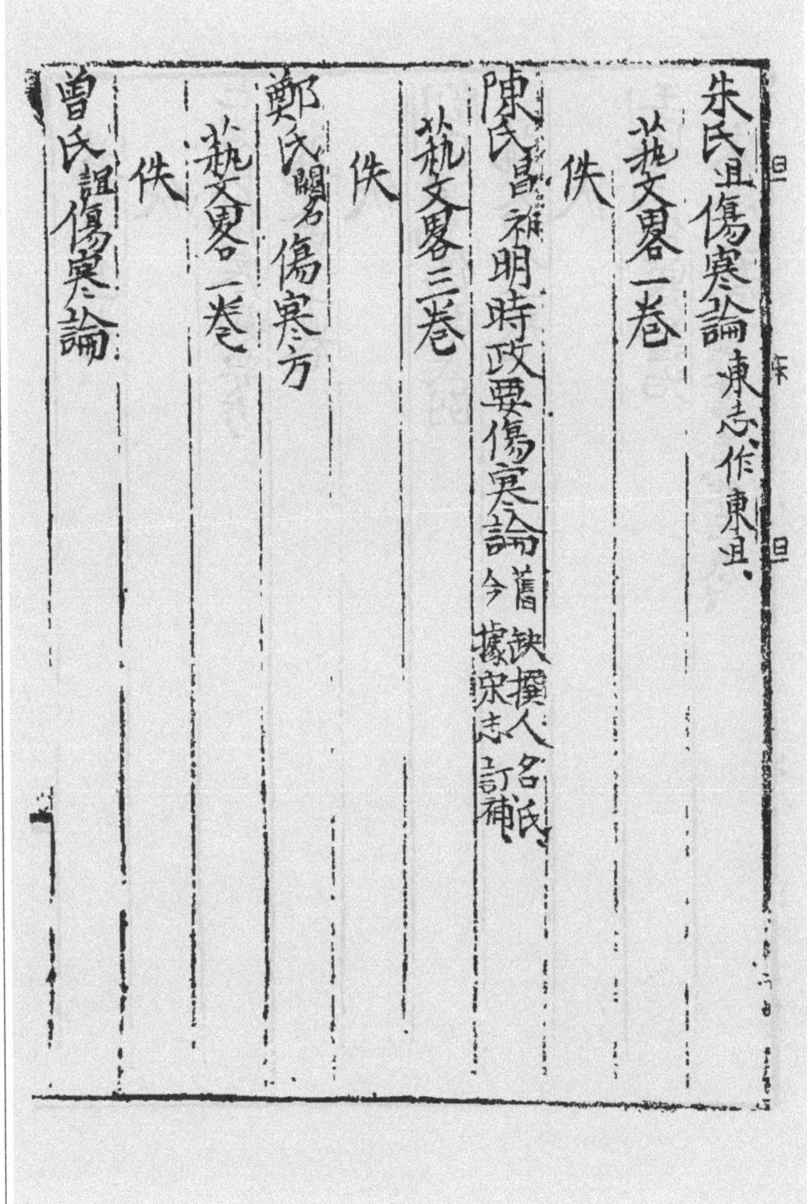

朱氏（且）傷寒論（東志作東且）

藝文略一卷

佚

陳氏（昌祚）明時政要傷寒論（舊缺撰人名氏今據宋志訂補）

藝文略三卷

佚

鄭氏（闕名）傷寒方

藝文略一卷

佚

曾氏（誼）傷寒論

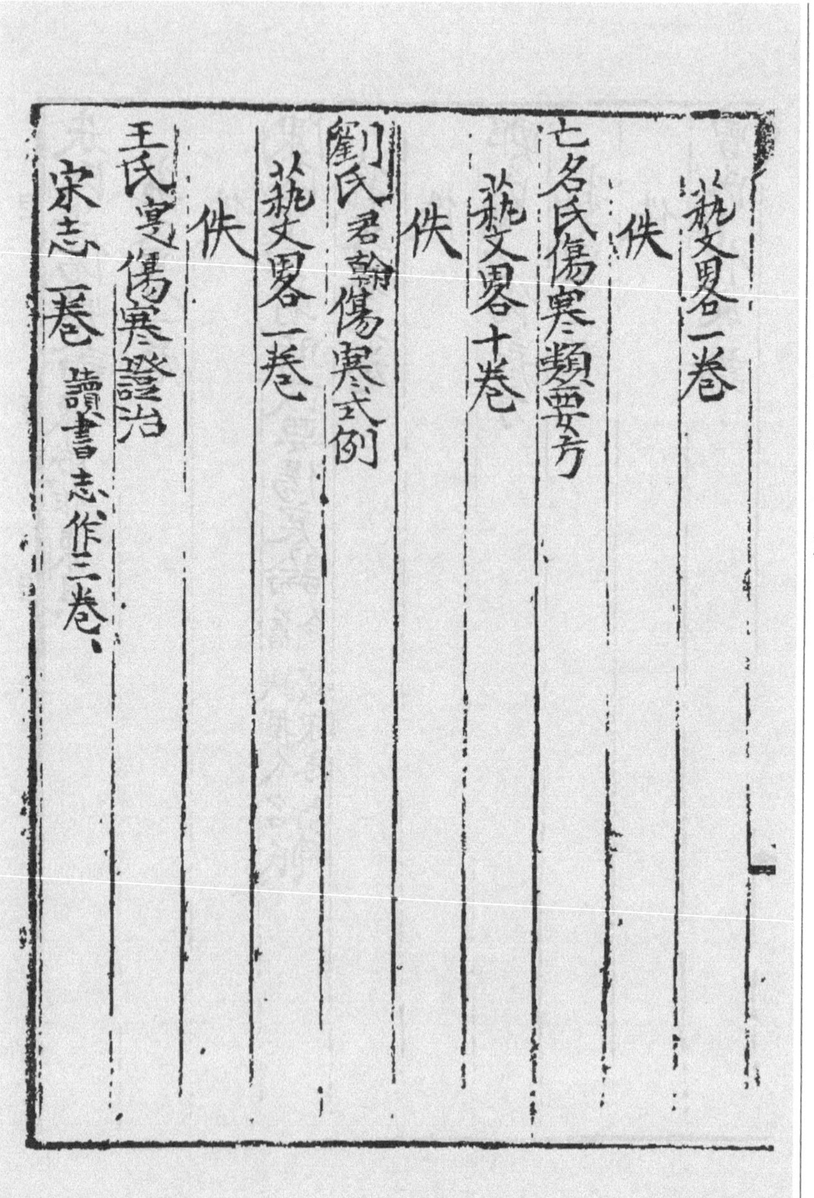

藝文畧一卷

佚

亡名氏傷寒類要方

藝文畧十卷

佚

劉氏君翰傷寒式例

藝文畧一卷

佚

王氏寔傷寒證治

宋志一卷　讀書志作三卷、

傷寒治要

佚

葉夢得書後曰：王仲弓人物高勝，雖貴公子，超然不犯世故，居官數自免，博學多聞，又長於醫，及與前世諸醫言，嘗類聚道方諸子，游嘗云：疾之傷寒，所在無歲不罹其害，然治法有證、傳於經絡，效於日數者，不可差以其毫釐。張仲景書在世，如法家有刑統，尚用之皆當行，使天下無冤人，而庸醫多不能其旨，於形候者，亦不盡一，為是既不能用法，又不能究其情，以故殺人不知其幾何。因推仲景書，自作傷寒證治，發明隱奧，雜載前數人議論，相與析衷，又以流俗不可偏曉，復取其簡直明白，人讀而可知者，別為治要，曰苟能窮疾之所從來，而驗之以候，按吾書而用之，雖不問醫，十可得八九，此

佚

趙希弁曰：傷寒證治三卷，右皇朝王實編。實謂百病之急，無踰傷寒，故略舉病名法及世名醫之言，為十三篇，總方百四十六首。或云：潁州人，官至外郎，龐安常之高弟也。

劉昉曰：傷寒證治，信陽太守王寔編。幼幼新書

高方續添傷寒證治

宋志一卷

佚

盧氏和傷寒片玉集

三卷

仁人之用心也，余嘗苦病東南醫尤不通仲景術，乃為鏤版與衆共之，使家藏此書，人悟其術，豈特無窮之惠，謂謹不失其宜，服餌之不失其節，雖使至於無刑可也，賢者尚無忽。石林居士建康集

佚

元好問盧太醫墓誌曰：盧尚藥諱昶，世家覇州文安，今為大名人，以方伎名河朔。政和二年，補太醫奉御，被旨校正和劑局方，則補治法，累遷尚藥局使。自幼傳家學，課誦勤讀，老不知倦。岐黃當扁而下，其書數百家，其說累數百萬言，醫術浩博，纖悉碎雜，無不通究，而於孫氏千金尤致力焉，故其診治之驗頗能似之。春秋雖高，神觀精明，望之知為有道之士。年壽八十有七，自尅死期，留頌坐脱。著醫鏡五十篇、傷寒片玉集三卷，今其書故在。方伎之外，復達治心養性之妙，如古人坐天地中，一動一息皆合陰陽自然之數，即非漠然無關涉

者所為善惡，豈有神明照察之。又曰：人為陽善，人自報之；人為陰善，鬼神知之。人為陽惡，人自治之；人為陰惡，鬼神治之。又曰：養氣莫若息心，養身莫若戒慎。又曰：冥心一觀，勝負俱捐。此雖前賢所已道，至於表而出之，既已治己，又以及人，非仁者之用心乎？其康寧壽考，五福具備，非偶然。𥘉與予有姻戚之舊，因其子孫歸葬，書以貽之，欲其鄉人知此家出予門久之，而予亦知其人之深也。遺山集

陳自明曰：政和閒朱奉議肱為活人書，後有錢僎李氏剏編作歌括之，曰類證活人書；盧氏集數篇，名傷寒論尾王，皆語詞鄙俚，言不盡意，要之不可為法，是以識者皆一不觀覽管

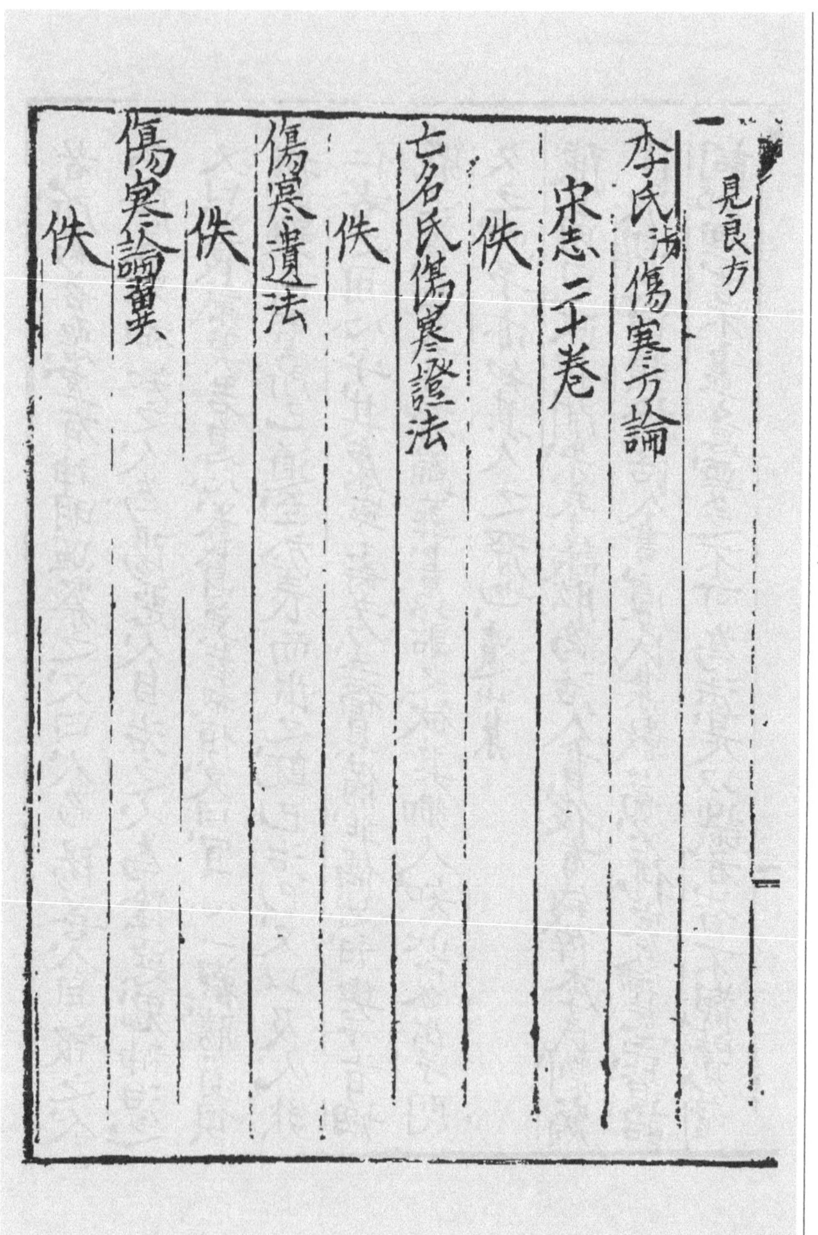
見良方

李氏涉傷寒方論

宋志二十卷

佚

亡名氏傷寒證法

佚

傷寒遺法

佚

傷寒論翼

佚

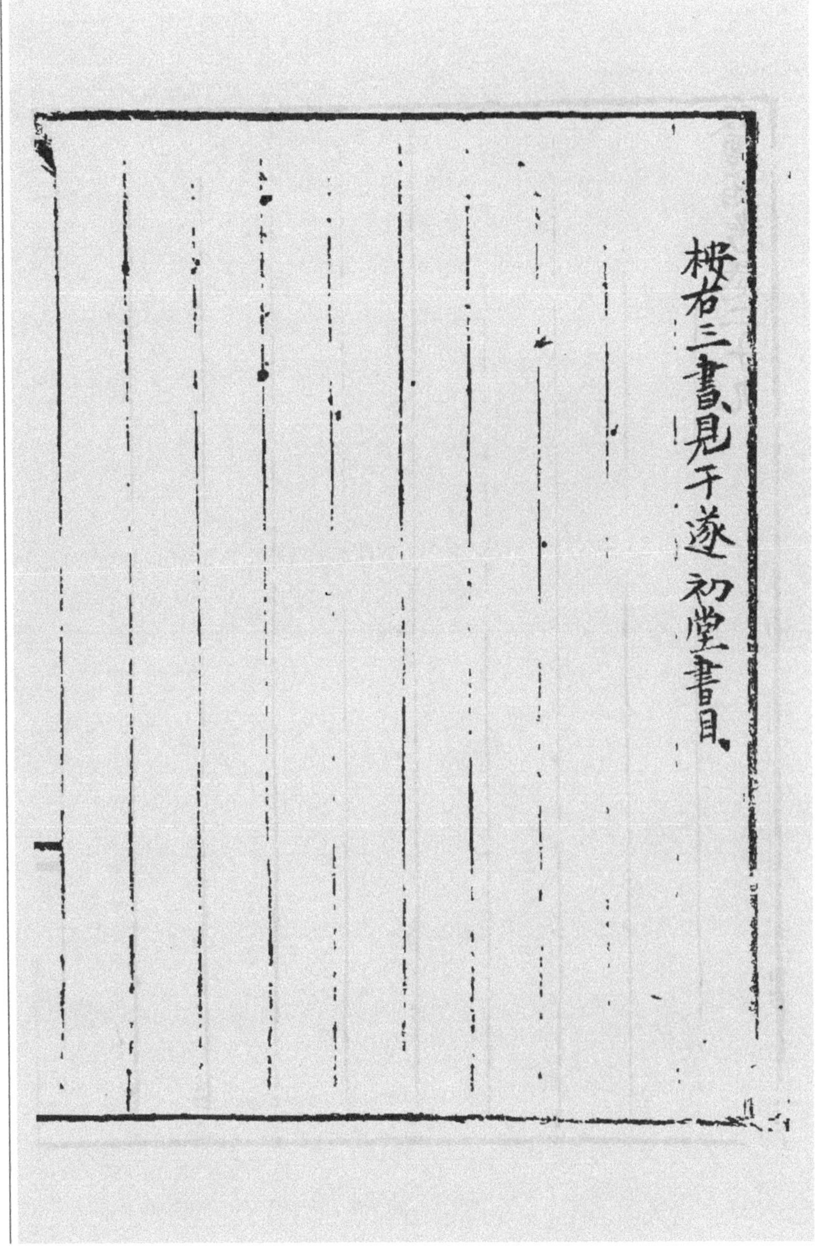

按右三書見于遂初堂書目

醫籍考卷二十九

醫籍考卷三十

東都　丹波元胤紹翁　編

方論八

朱氏肱傷寒百問

讀書後志三卷今本六卷

存

自序曰，傷寒諸家方論不一，獨伊尹仲景之書，猶六經也，其録諸子百家，時有一得，要之不可爲法，又況邪説妄意，世業名家，規利雖厚，因果歷然，特以伊尹湯液，仲景經絡，八難曉，士大夫又以藐成而下，耻而不讀，往往倉卒之際，束手待盡，卒歸之於命而已世人知讀此書者亦鮮縱欲讀之又不曉其義況又有好用涼藥者如附子硫黃則笑而不喜用雖隆冬使人飲冷服三黃圓之類有好用熱藥者如大黃芒消則畏而不敢用雖盛暑勸人灸煅服金液丹之類非不知罪福偏見曲說所趣者然也陽根於陰陰本於陽無陰則陽無以生無陽則陰無以化是故春時氣溫當將理以涼夏月盛熱當食以寒君子扶陰氣以養陽之時也世人以爲陰氣在內反抑以熱藥而成癃痢脫血者多矣秋時氣涼當將息以溫冬時嚴寒當食以熱君子扶陽氣以養陰之時也世人以陽氣在內乃抑以涼藥而成吐痢腹痛者多矣伐本逆根豈知

天地之剛柔、陰陽之逆順、求其不夭橫也難矣、偶有病家、曾留意方書、稍别陰陽、知其熱證則召某人、以某人善醫陽病、知其冷證則召某人、以某人善醫陰病、往往隨手全活、若病家素不曉者、道聽泛請、委而聽之、近世士人如高若訥林億孫奇龐安常、皆惓惓於此、未必章句之徒不誚且駭也、僕因閒居、作爲此書、雖未盡能窺伊尹之萬一、庶使天下之大人無夭伐老不哭幼、士大夫易曉而喜讀、漸浸積習、人人尊生、豈曰小補之哉、仲尼曰吾少也賤、故多能鄙事、學者不以爲鄙、然後余用意在此而不在彼、大觀元年正月日、

李保曰、大隱先生朱翼中、壯年勇退、著書釀酒、僑居西湖上

而老爲蜀朝廷大興醫學求深於道術者爲之官師乃起公爲博士與余爲同僚明年翼中坐書東坡詩貶達州又明年以宮祠還北山酒經題詞序

趙希弁曰傷寒百問三卷右題曰無求子大觀初所著書

南陽活人書

宋志二十卷書録解題作十八卷

未見

張蕆序曰余頃在三茅見無求子傷寒百問披而讀之不知無求子何人也愛其書想其人非居幽而志廣形愁而思遠者不能作也惠民憂國不見施設游戲藝文以閱歲月者之

所作乎、遯世匿跡、抗心絶慮、灌園荒江、賣藥都市者之所作乎、顛倒五行、推移八卦、積功累行、以就丹竈者之所作乎、不然則窮理博物、觸類多能、東方朔者耶、浩歌散髮、採掇方伎皇甫謐者耶、周流人間、衛生救物、封君達者耶、前非古人、後無作者、則所謂無求子者、余不得而知也、三茅三年、挾冊抵掌、未嘗停手、所藉以全活者、不知其幾人也、惜其論證多而說脈少、治男子詳而婦人略、銖兩訛舛、升匊不明、標目混淆、語言不通俗、往往間闊、有不能曉者、此余之所以夙夕歎然者也、今秋遊武林、邂逅致政朱奉議、從家入境、相遇於西湖之藂林、因論方士、奉議公乃稱賈誼云、古之人不在朝廷之上必居醫卜之中故嚴君平隱於卜韓伯休隱於醫然卜占吉凶醫有因果不精於醫寧隱於卜班固所謂有病不治得中醫蓋慎之也古人治傷寒有法治雜病有方葛稚川作肘后孫真人作千金陶隱居作集驗玄晏先生作甲乙率著方書其論傷寒治法者長沙太守一人而已華佗指張長沙傷寒論爲活人書昔人又以金匱玉函名之其重於世如此然其言雅奥非精於經絡不可曉會頃因投閒設爲問對補苴綴緝成卷軸因出以相示然後知昔之所見百問乃奉議公所作也因乞其繕本校其詳畧而傷寒百問十得五六前日之所謂歉然者悉完且備書作於己巳成於戊子增爲二十

卷，釐爲七冊，計九萬一千三百六十八字，得此者，雖在崎嶇僻陋之邦，道途倉卒之際，據病可以識證，因證可以得方，如執左券，易如反掌，遂使天下傷寒無横夭之人，其爲饒益，不可思議。昔樞密使高若訥作傷寒纂類，翰林學士沈括作別次傷寒，直秘閣胡勉作傷寒類例，殿中丞孫兆作傷寒脈訣，蘄水道人龐安常作傷寒卒病論，雖互相發明，難於檢閱，比之此書，天地遼落，張長沙南陽人也，其言雖詳，其法難知，奉議公祖述其說，神而明之，以遺惠天下後世，余因揭其名，爲南陽活人書云。大觀五年正月日叙。

自序曰：僕乙未秋，以罪去國，明年就領宫祠以歸，過方城，見范內翰云活人書詳矣比百問十倍然證與方分爲數卷倉卒難檢耳及至睢陽又見王先生活人書京師京都湖南福建兩浙凡五處印行惜其不曾校勘錯誤頗多遂取繕本重爲參詳改一百餘處命工於杭州大隱坊鏤板作中字印行庶幾緩急易以檢閱然方術之士能以此本游諸聚落悉爲改證使人讀誦廣說流布不爲俗醫妄投藥餌其爲功德獲福無量政和八年季夏朔朝奉郎提點洞霄宮朱肱重校證

方匀曰朱肱吳興人進士登科善論醫尤深於傷寒在南陽時太守盛次仲疾作召肱視之曰小柴胡湯證也請併進三服至晚乃覺滿又視之問所服藥安在取以視之乃小柴胡

散也、肱曰、古人製㕮咀、謂剉如麻豆大、煑、清汁飲之、名曰湯、所以入經絡攻病取快、今乃爲散、滯在鬲上、所以胃滿而疾自如也、因法旋製自煑、以進二服、是夕遂安、因論經絡之要、盛君力贊成書、蓋潛心二十年、而活人書成、道君朝詣闕投進、得醫學博士、肱之爲此書、固精贍矣、嘗過洪州、聞名醫宋道方在焉、因携以就見、宋留肱款語、坐中指駁數十條、皆有考據、肱惘然自失、即日解舟去、由是觀之、人之所學固異邪、將朱氏之書、亦有所未盡邪、後之用此書者、能審而慎擇之則善矣、泊宅編

陳造跋曰、予爲舉子時、得朱肱傷寒活人書、愛而讀之、百問

十一卷畧能上口。或曰：治傷寒祖仲景，是何爲者？予惑之。後問友人侯元英，是書多稱仲景，能無遺説乎？曰：是不惟於仲景無遺説，曲通傍暢，凡傷寒書幾盡矣。元英良醫，人所服，予所敬者，然後知説者之妄，愈益愛其書。得是善本，表裏六經，課誦之，并識之以詒子孫。江湖長翁集

陳振孫曰：南陽活人書十八卷，朝奉郎直秘閣吳興朱肱翼中撰。以張仲景傷寒方論各以類聚，爲之問荅，本號無求子傷寒百問方，有武夷張藏作序，易此名。仲景南陽人，而活人者本華佗語也。肱，秘丞臨之子，中書舍人服之弟，亦登進士科。

劉完素曰、近世朱奉議本仲景之論、而兼諸書之説編集作活人書二十卷、其門多、其方衆、其言直、其類辯、使後學者易爲尋檢施行、故今之用者多矣、然其間亦未合聖人之意者、往往但相肖而已、由未知陰陽變化之道、所謂木極似金、金極似火、火極似水、水極似土、土極似木者也、原病式序

馬宗素曰、古聖訓陰陽爲表裏、此一經大節目、惟仲景深得其旨趣、厥後朱肱編活人書、將陰陽二字釋作寒熱、此差之甚也、

王履曰、朱奉議作活人書、累數萬言、於仲景傷寒論多有發明、其傷寒即入陰經爲寒證者、諸家不識、而奉議識之、但惜

其亦不知仲景專爲即病者立法，故其書中每以傷寒溫暑，混雜議論，竟無所別，况又視傷寒論爲全書，遂將次傳陰經熱證與即入陰經寒證牽合爲一立說，且謂大抵傷寒陽明證宜下，少陰證宜溫，而於所識即入陰經之見，又未免自相悖矣。夫陽明證之宜下者，固爲邪熱入胃，其少陰證果是傷寒傳經邪熱，亦可溫乎？况溫病暑病之少陰，尤不可溫也。自奉議此說行，而天下後世蒙害者不無矣。泝洄集

汪琥曰：南陽活人書，宋奉議郎朱肱著，書凡二十卷，其第一卷至十一卷，設爲一百一問，以暢發仲景奥義，第十二卷至十五卷，纂桂枝湯等一百一十二方，第十六卷至十八卷，自

升麻湯起至麥門冬湯止共一百二十六方此採外臺千金聖惠等方以補仲景之未備末後第十九二十卷則論婦人傷寒後繼以小兒痘疹斯誠仲景之大功臣也但其中三十六問治兩感證謂宜發表攻裏此是朱奉議一片救人之苦心也及其用藥則誤引下利身疼痛虛寒救裏之例而以四逆湯竟施之於煩渴腹滿譫語囊縮實熱之證以至後世知陶華之無知而亦輕詆其書之失也李知先活人書括序云無求子真一世之雄長沙公乃百川之宗此爲真知二公之書者矣（傷寒辨註）

徐大椿曰宋人之書能發明傷寒論使人有所執持而易曉

大有功于仲景者，活人書爲第一。蓋傷寒論不過隨舉六經所現之證以施治，有一證而六經皆現者，并有一證而治法迥別者，則讀者茫然把握矣。此書以經絡病因傳變疑似條分縷晰，而後附以諸方治法，使人一覽了然，豈非後學之津梁乎。其書獨出機杼，又能全本經文，無一字混入己意，豈非好學深思，述而不作，足以繼往開來者乎。後世之述傷寒論者，唐宋以來已有將經文删改移易，不明不貫，至近代前條辨、尚論篇等書，又復顛倒錯亂，各逞意見，互相辨駁，總由分證不清，欲其強合，所以日就支離。若能參究此書，則任病情之錯綜反覆，而治法仍歸一定，何必聚訟紛紜，致古人之書

愈講而愈晦也醫學源流論

傷寒百問經絡圖

藝文畧一卷

佚

按是書與傷寒百問原自别行元竇漢卿燕山活濟堂梨本併以二書分爲九卷卷首有嘉定六年張松序今考其文則是松所著究原方序也熊均醫學源流曰張松著究原方及傷寒百問經絡圖方意從此本轉訛者歟

李氏知先活人書括

三卷

存

自序曰嘗觀論傷寒自仲景而下凡幾百家集其書則卷帙繁拏味其言則旨意微深最至當者惟活人書而已余留心此書積有年矣猶恐世醫未得其要領於是撮其機要錯綜成文使人人見之了然明白故目之曰活人書括即一證作一歌或言之未盡則至于再至于三雖言辭鄙野不能登仲景之門升百家之室然理趣淵源幾於簡而當者矣同志之士苟熟而復之藏於胸中以之濟世亦仁人之用心也乾道丙戌端午日隴西李知先元象於序書

程氏迥活人書辨

佚

朱子曰：沙隨有活人書辨，當求之。文集偶讀謾記

陳振孫曰：沙隨程迥可久，嘗從玉泉喻樗子文學，登隆興癸未科，仕至邑宰，及與前輩名公交游，多所見聞，故其論說頗有源流根據。洲隨易章句解

錢氏聞禮類證增註傷寒百問歌

四卷

存

陳自明曰：政和間朱奉議肱爲活人書，後有錢倖李氏剽竊

作歌目之曰類證活人書。管見良方

熊均曰：錢聞禮，宋李建寧府通判，作傷寒百問歌九十三首。

既以龍溪隱士湯尹才所撰《傷寒解惑論》刊附卷首，合爲一

書。尹才，乾道時良醫也。醫學源流

徐春甫曰：錢聞禮，不知何郡人。宋紹興中爲建寧府通判。好

醫方，尤精於傷寒。作《傷寒百問歌》行世。

錢氏 傷寒百問方

宋志一卷

佚

王氏 作肅 增釋南陽活人書

二十二卷

存

樓鑰序曰，世以醫爲難，醫家循治傷寒爲難，仲景一書，千古不朽，蓋聖於醫者也，本朝累聖，篤意好生，務使方論著明，以惠兆庶，積而久之，名醫輩出，如蘄春之龐洞永，之揚孫兆，張說諸公，求易悉數，無求子朱公肱，士夫中通儒也，著南陽活人書，尤爲精詳，吾鄉王君作肅，爲士而習醫，自號誠菴野人，以活人書爲本，又博取前輩諸書，凡數十家，手自編纂，蠅頭細字，參入各條之下，名曰增釋南陽活人書，可謂勤且博矣，自言暮齒駸駸，不欲爲私藏，將板行於世，來求一言，余好醫而不能學、與之論辨、皆有據依、學者可按而求、求而得其用、始知此書之爲有功也、然嘗聞之老醫京師李仁仲之子、云前朝醫官、雖職在藥局方書、而階官與文臣同、活人書既獻於朝、蔡師垣當軸、大加稱賞、即令頒行、而國醫皆有異論、蔡公怒、始盡改醫官之稱、不復與文臣齒、不知當時異論之詳、若許學士知可、近世推尊其術、本事方之外、爲活人指南一書、謂傷寒惟活人書最備、最易曉、最合於古典、余平日所酷愛、觀許公之言、則無求予所著、可輕訾乎、因併書之、吳興藏文補

按醫統正脈所輯增註類證活人書、不記成乎誰手、今

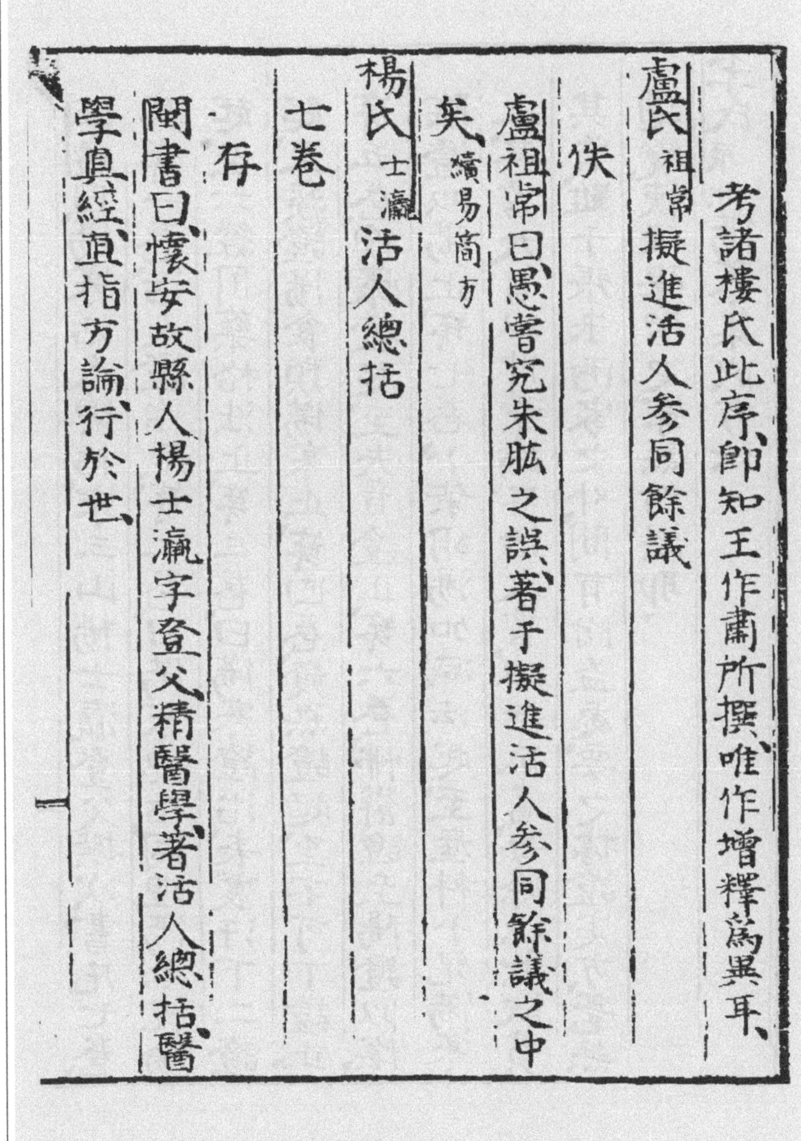

考諸樓氏此序，郎知王作肅所撰，唯作增釋爲異耳。

盧氏祖常擬進活人參同餘議

佚

盧祖常曰，愚嘗究朱肱之誤，著于擬進活人參同餘議之中矣。續易簡方

楊氏士瀛活人總括

七卷

存

閩書曰，懷安故縣人楊士瀛，字登父，精醫學，著活人總括、醫學真經、直指方論，行於世。

汪琥曰：傷寒活人總括，宋三山楊士瀛登父撰次，書凡七卷。其第一卷活人證治賦，第二卷曰傷寒總括，調理傷寒統論起，至六經用藥格法止，第三卷曰傷寒證治，表裏汗下二證起，至痰證傷食類傷寒止，第四卷發熱證起，至不可下證止，第五卷懊憹證起，至失音證止，第六卷怫鬱證至陽證似陰、陰證似陽止，第七卷小柴胡湯加減法起，至產科小兒傷寒止。其書大旨以仲景論并活人書總括成書，每條以歌訣貫其首，雖于張朱兩家之外，間有附益處，要之據證定方，毫無通變，使後學習之，寧無所誤耶。

李氏辰拱傷寒集成方法

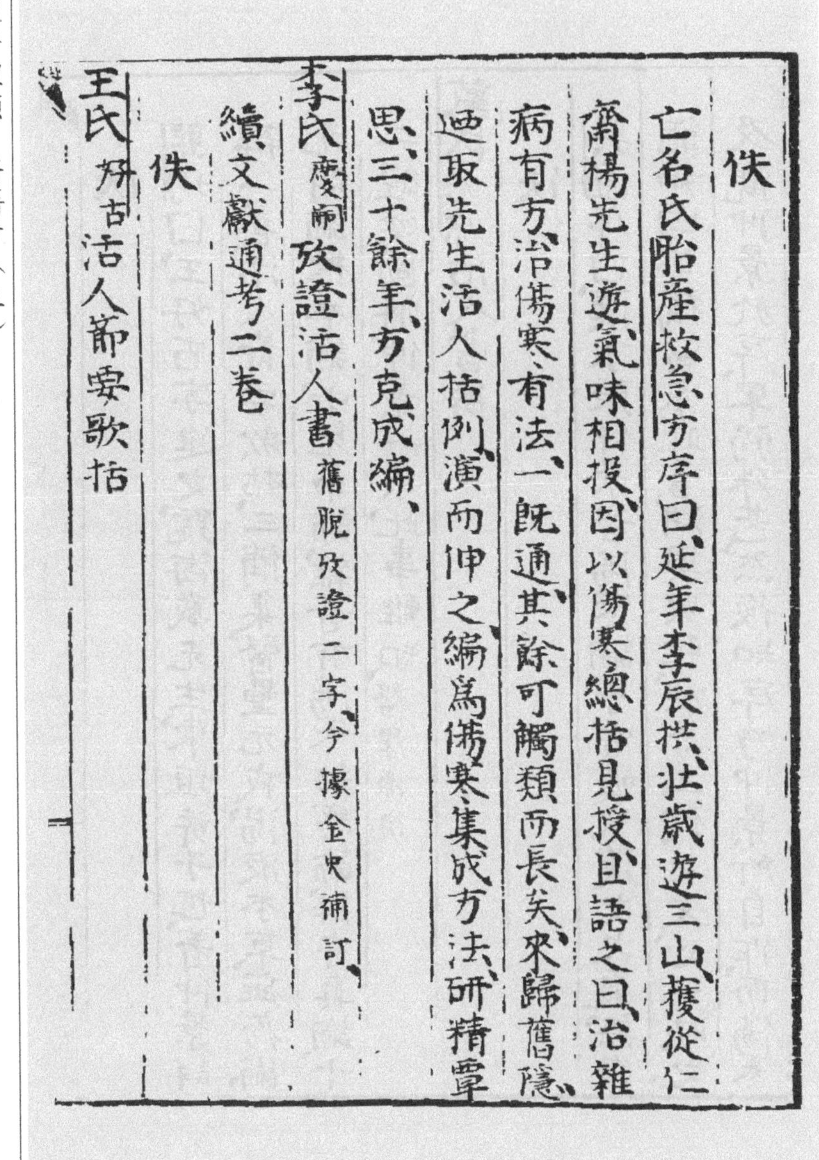

佚

亡名氏胎產救急方序曰：延年李辰拱，壯歲遊三山，獲從仁齋楊先生遊，氣味相投，因以傷寒總括見授，且語之曰：治雜病有方，治傷寒有法，一既通，其餘可觸類而長矣。來歸舊隱，迺取先生活人括例，演而伸之，編爲傷寒集成方法，研精覃思，三十餘年，方克成編。

李氏慶嗣攷證活人書舊脫攷證二字，今據金史補訂

續文獻通考二卷

佚

王氏好古活人節要歌括

佚

熊均曰：王好古字進之，號海藏先生，東垣弟子也。著仲景詳辨一卷、活人節要歌括、三備集、醫壘元戎、湯液本草、癍疹論、光明論、標本論、小兒吊論、雜著有傷寒辨惑論、辨守真論、十二經藥圖解、仲景一集。此事難知。醫學源流

戴氏啓宗活人書辨

佚

吳澄序曰：漢末張仲景著傷寒論，予嘗嘆東漢之文氣無復能如西都，獨醫家此書，淵奧典雅，焕然三代之文，心一怪之。及觀仲景於序，卑弱殊甚，然後知序乃仲景所自作，而傷寒

論、即古湯液論、蓋上世遺書、仲景特編纂云爾、非其自撰之言也、晉王叔和重加編次、而傳録者誤以叔和之語參錯其間、莫之別白、宋朱肱活人書括一本仲景之論、書成之初、已有糾彈數十條者、承用既久、世醫執爲傷寒律令、夫孰更議其非、龍興路儒醫教授戴啓宗同父、讀書餘暇、兼訂醫書、朱氏百問、一一辨正、凡悖於傷寒、論之旨者、摘抉靡遺、如法吏獄辭、隻字必覈、可謂精也已、然竊有間焉、請以吾儒之事擬之、由漢以來、大學中庸混於戴　、孟子七篇儕於諸子、河南程子、始提三書、與論語並、當時止有漢魏諸儒所註、舛駁非一、而程子竟能上接斯道之統、至章句集註或問諸書出、歷一再傳發揮演繹，愈極詳悉，程學宜有嗣也。而授受四書之家，曾不異於記誦辭章之儒，書彌明，道彌晦，何哉？然則輪扁所以告桓公，殆未可視爲莊生之寓言而少之也。今同父於傷寒之書，有功大矣，不知果能裨益世之醫乎？吳文定公集

吳氏恕傷寒活人指掌圖

三卷

未見

自序曰：疾患無測者，惟諸風與傷寒也。蓋風百病之長，以其善行而數變，傷寒則表裏隱顯，陰陽交互，疑似之間，千萬之隔，其可畏者，尤甚於雜病也。仲景以聖哲之資，奮拯之貴，爲

傷寒論，始可宗而習之。後世方書，疊出散漫，深嚴無階可進。今以仲景、南陽諸書，裒其精粹，劃爲列圖，號曰活人指掌。縱橫治證，下附其說，及以變異諸證，賦爲八韻，表之於前，蓋取其易簡也。及有富春涵翁陸氏，日加勸勉，因成此書。涵翁常施藥鄉閭，活人甚衆，得此尤便觀覽，亦幸同志者共之。錢塘蒙齋吳恕謹書。

熊均曰：吳恕，號蒙齋，元至元中錢塘人，精熟醫家，以傷寒證類，盡列成圖，詳其證治，名曰傷寒指掌圖。

錢塘縣志曰：吳恕，字如心，博學而貧，善治瘋疾，徵至京師，授太醫院御醫。恕念傷寒爲病，傳變不常，張仲景傷寒論，旨意

深幽莫窺其要乃潛心研究爲賦以發其隱復纂指掌圖以開示後學仲景奥旨闡發無遺業醫者往往宗之

錢曾曰吴恕傷寒活人指掌圖三卷恕號蒙齋錢塘人撰傷寒指掌圖首以八韻賦述傳變之緩急中則隱括仲景三百九十七法又述後代効驗方法橫竪界爲八十九圖至元間貫度尚從善爲之序而刊行之

汪琥曰活人指掌元錢塘吴恕蒙齋圖説本宋雙鍾處士李知先歌括也書凡十卷其第一卷前有指掌亦吴氏所撰也其説不過以活人書中方論補仲景之未備至第十卷則又蒙齋門人熊宗立所續編乃四時傷寒雜證通用之方繼之

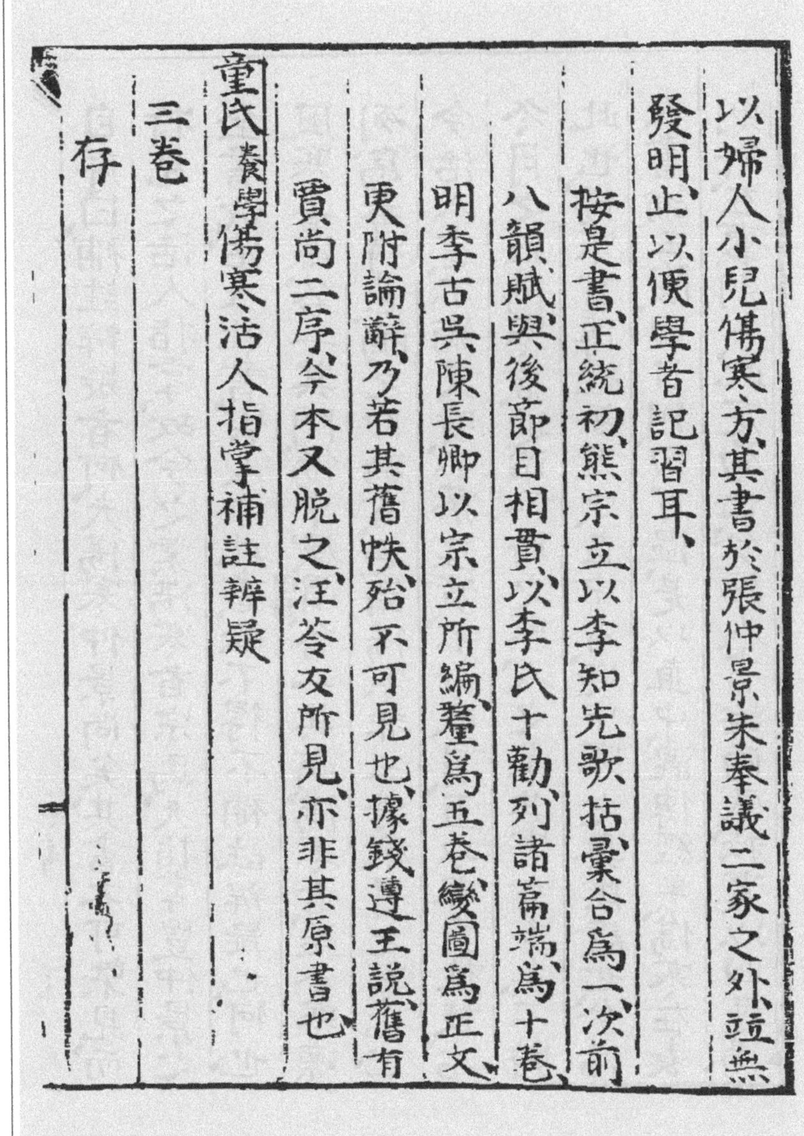
以婦人小兒傷寒方，其書於張仲景朱奉議二家之外，並無發明，止以便學者記習耳。

按是書，正統初，熊宗立以李知先歌括彙合爲一，次前八韻，賦與後節目相貫，以李氏十勸，列諸篇端，爲十卷。明李古吳陳長卿以宗立所編，釐爲五卷，變圖爲正文，更附論辯，乃若其舊帙，殆不可見也，據錢遵王說，舊有賈尚二序，今本又脫之，汪苓友所見，亦非其原書也。

童氏養學傷寒活人指掌補註辨疑

三卷

存

自序曰補註辨疑者何夫傷寒仲景尚矣其書不可槩見而
特見之活人指掌故今之業傷寒者宗焉夫指掌豈仲景之
全書哉活人此書害人亦此書故不得不補註辨疑也何也
風寒暑濕各一其門傷中感冒各一其病傷寒者蓋冬寒凛
冽為毒特甚觸之即病者廼謂傷寒非三時感冒之寒比也
今活人書不論天時不察虛實不分感冒直以麻黄桂枝治
冬月之正傷寒者通治三時之寒人之蒙其害者多矣不特
此也傷寒有傳經無直中直中者廼中寒之真陰證也今活
人書論三陰曰自利曰可溫是以直中混傳經矣傷寒在表
則汗在裏則下此定局也今活人書論兩感救裏以四逆湯

是拘薪救火以攻爲救矣論證用藥錯亂若此人之蒙其害者多矣不特此也傷寒自爲傷寒雜病自爲雜病當判若黑白毫不容紊也今活人一書以正傷寒六經列之於首而內以雜病實之納垢藏汙諸病淵藪未入其門者只婦人小兒兩科然則雜病皆傷寒乎致令理傷寒者如理亂繩莫尋頭緒人之蒙其害者抑又多矣昔者楊墨塞路孟氏辭而闢之鄭也余恐雜病之附於傷寒猶楊墨之附吾儒也故不得已而爲之補註辨疑辨其此爲正傷寒此爲類傷寒此爲傷寒而變雜病此爲雜病而非傷寒註其此爲傳經此爲直中此爲風温此爲暑濕辨風温暑濕之爲雜病復辨風温暑濕之非

傷寒補註辨疑既明，治斯不忒，繩衍糾繆，活人書當以壯吾氏爲忠臣，夫醫乃仁術，欲活人尚不足以活人，欲指掌尚不足以指掌，然則余之補註辨疑，豈盡當乎，猶俟後之明者，復正吾之是非，續下闕

趙氏嗣真活人釋疑

佚

汪琥曰：活人釋疑，趙嗣真所著，其書不傳，其辨活人兩感傷寒治法之誤，又其論合病併病，傷寒變溫熱病，能反覆發明仲景大旨，其說載劉宗厚玉機微義中，琥按劉氏係盛明時人，則是釋疑一書，大約是元末人所著也。

醫籍考卷三十

醫籍考卷三十一

東都　丹波元胤紹翁編

方論九

許氏知可註解傷寒百證歌

書錄解題三卷

存

洪邁曰：許叔微字知可，真州人，家素貧，夢人告之曰：汝欲登科，須積陰德。許度力不足，惟從事于醫，乃可。遂留意方書，久之所活不可勝計。復夢前人持一詩來贈之，其詞曰：藥有陰功，陳樓間處堂上呼盧喝六作五。既覺，姑記之於牘。紹興壬

子第六人登科、用升甲恩數第五、得職官、其上陳祖言、其下樓材也、夢已先定矣、呼臚謂臚傳之義耳、（夷堅乙志）

陳振孫曰、傷寒歌三卷、許叔微撰、凡百篇、皆本仲景法、又有治法八十一篇、及仲景脈法三十六圖、翼傷寒論三卷、辨類五卷、皆未見、

錢曾曰、張仲景註解傷寒百證歌五卷、翰林學士白沙許叔微知可述、述者、推明仲景之意、而申言之也、（讀書敏求記）

汪琥曰、傷寒百證歌、許學士述、書凡五卷、其自序云、論傷寒而不讀仲景書、猶為儒而不知有孔子六經也、於是取仲景方論、編成歌訣一百證、以便後學之記習、其中間或有仲景

無方者，輒取千金等方以編入。其第三十證，則以食積、虛煩、寒痰、脚氣似傷寒者，採朱肱、孫尚之說以補入。又第五十一證發斑歌云：溫毒熱病兩者皆至發斑，其註中，復採巢氏病源論以補入。此皆有裨於仲景者也。

徐氏彬註許氏傷寒百證歌

未見

徐彬曰：古來傷寒之聖，唯張仲景，其能推尊仲景而發明者，唯許叔微爲最。自陶節菴之書出，而藥味胡亂，盡失張許之意。春初已註叔微傷寒百證歌，即欲付梓，使學人無臨證之惑云。

許氏叔微發微論

二卷

存

汪琥曰：傷寒發微論，宋翰林學士白沙許叔微知可述。書分上下二卷，共論二十二篇。其首論傷寒七十二證候，次論桂枝湯用赤白芍藥，三論傷寒慎用圓子藥，六論傷寒以真氣爲主，十論桂枝肉桂，十五論動脉陰陽不同，此皆發明仲景微奧之旨。書名發微，稱其實矣。

傷寒治法八十一篇

佚

翼傷寒論

二卷

佚

辯類

五卷

佚

李氏檉傷寒要旨

宋志一卷書録解題作二卷

佚

陳振孫曰傷寒要旨二卷李檉撰列方於前而類證於後

皆不外仲景。

湯氏尹才傷寒解惑論

國史經籍志一卷

存

自序曰，解惑論之作，非務新奇而沽世譽也。一本於仲景之正經，且仲景之書，皆人以金匱名之，其貴重如此，無求子謂孫思邈未能詳仲景之用心，夫如是，豈庸人粗工能究其髣髴哉。愚因三餘，將傷寒或兩證相近，而用藥不同者，或汗下失度，而辨證不明者，冷厥熱厥之異，宜陽毒陰毒之異候，其間錯綜互見，未易槩舉，輒修舉而别白之，庶幾洞曉，亦足以

見解惑之深意矣,時乾道癸巳中秋日,龍溪隱士湯尹才謹序,

按是書,附刊于錢氏百問首卷,末有淳熙壬寅韓玉跋,

醫藏目録,誤為玉所著,

郭氏雍傷寒補亡論

二十卷

未見

宋史本傳曰,郭雍字子和,其先洛陽人,父忠孝官至太中大夫,師事程頤,著易說,號兼山先生,雍傳其父學,通世務,隱居峽州,游浪長楊山谷間,號白雲先生,乾道中,以峽守任清臣

湖北帥張孝祥薦于朝，旌召不起，賜號沖晦處士。孝宗稔知其賢，每對輔臣稱道之，命所在州郡，歲時致禮存問，更封頤正先生，令部使者遣官就問雍所欲言，備録繳進。於是雍年八十有三矣。淳熙初，學者裒集程顥、程頤、張載、游酢、楊時及忠孝、雍凡七家，爲大易粹言行世。淳熙十四年卒。

朱子郭沖晦醫書跋曰：紹熙甲寅夏，予赴長沙，道過新喻，謁見故煥章閣學士謝公昌國於其家，公爲留飲，語及長陽沖晦郭公先生言行甚悉，因出醫書、曆書數帙曰：此先生所著也。予於二家之學，皆所未習，不能有以測其說之淺深，則請以歸，將以暇日熟讀而精求之，而公私倥偬，水陸奔馳，終歲不得休復未暇也、明年夏大病幾死、適會故人子王漢伯紀、自金華來訪、而親友方士孫伯讓亦自藉溪來同視予疾、數日間乃若粗有生意、間及謝公所授長陽醫書、二君亟請觀焉、乃出以視、則皆驚喜曰、此奇書也、蓋其說雖若一出古經、而無所益損、然古經之深淺浩博難尋、而此書分別部居易見也、安得廣其流布、使世之舉爲方者、家藏而人誦之、以知古昔聖賢醫道之源委、而不病其難耶、予念蔡忠惠公之守長樂、疾巫覡主病蠱毒殺人之姦、既禁絕之、而又擇民之聰明者、敎以醫藥、使治疾病、此仁人之心也、今閩帥詹卿元善實補蔡公之處、而政以慈惠爲先、試以語之、儻有意耶、亟以扣之而元善報曰敬諾乃屬二君讐正刋補而書其本末知此以寄之抑予謂古人之於脉其察之固非一道然今世通行唯寸關尺之法爲最要且其説具於難經之首編則亦非下俚俗説也故郭公此書備載其語而并用丁德用密排三指之法釋之夫難經則至矣至於德用之法則予竊意診者之指有肥瘠病者之臂有長短以是相求或未得爲定論也蓋嘗細考經之所以分寸尺者皆自關而前却以距乎魚際尺澤是則所謂關者必有一定之處亦若魚際尺澤之可以外見而先識也然今諸書無的然之論唯千金以爲寸口之處其骨自高而關尺皆由是而却取爲則其言之先後位之

進退若與經文不合、獨俗間所傳脉訣五七言韻語者、詞最鄙淺、非叔和本書明甚、乃能直指高骨爲關、而分其前後、以爲寸尺陰陽之位、似獨難經本指、然世之高醫、以其贋也、遂委棄而羞言之、予非精於道者、不能有以正也、姑附見其説於此、以俟明者而折中焉、慶元元年乙卯歲五月丙午、鴻慶外史新安朱熹書、文集

趙汸曰、河南處士郭公子和、嘗於其修己治經之餘、取張氏書、精意研覃、補其闕略、予朱子爲叙、以表章之、沙隨程公可久亦有論著、今傳者罕矣、新安文獻志趙東山醫説

汪琥曰、傷寒補亡論、河南郭雍撰次、書凡二十卷、其第一卷

設爲問荅以傷寒名例居前附以叙論治法及刺熱等法其第二第三卷乃辯脈平脈法第四卷自叙六經統論繼之以太陽六經證治至五六七卷皆係仲景原論其間有論而無方者既補以龐安時常器之兩家之說郭氏後爲之校補於後第八卷至十二卷則叙汗吐下温灸刺及用水用火之法第十三至十五卷則叙兩感陰陽易及病後勞復等二十餘其第十六卷係闕文第十七十八卷則叙痓濕暍等九證及似傷寒諸證其第十九二十卷則叙婦人小兒傷寒并瘡疹諸證是皆郭氏採素難千金外臺活人等方論以補仲景之闕畧治傷寒者不可以不知也琥按郭雍字白雲不知何代

○古今醫統書目元人徐止善曾作是書今其書不傳想郭氏必後於徐而重爲撰次者也

按汪琥以郭子和爲元以後人失考其書所載常器之考醫壘元戎引王朝奉論又記其語蓋朝奉即宜和中名醫既字子亨撰指迷方者外科精要載史源癰疽灸法論序曰甲戌年自大學歸省國醫常頴士器之適在府下求爲毋子一診云源者孝宗時古相浩孫所謂甲戌當是高宗紹興二十四年也據此常器之生于北宋而南渡之後猶健在爲郭有得其指授仍多用其說者也

何氏滋傷寒辨疑

讀書敏求記一卷

未見

錢曾曰：何滋於乾道年間，爲保安大夫、診御脈、兼應奉皇太子宮，撮要仲景書，凡病證之疑似、陰陽之差殊，共三十種，悉爲辨之，使人釋然無疑矣。

傷寒奧論

佚

許補之序曰：嘗謂人生天地間，感寒暑不正之氣，皆足以傷生，然雜病治療，遲速猶可，獨傷寒傳變不一，失之毫釐，死生係焉，可不哀哉。醫者苟不詳審，誠有學醫殺人之誚矣。予久欲求訪良醫，拯救世人夭枉，而苦未之見。昨留京，聞保安何大夫博采群書，於雜病罔不奏效，誠爲當今醫國手，然傷寒一出由切。今春會于臨川道旅，扣其診治之法，渠云：不患病之難治，但患不識其證耳。乃撮群書，撰傷寒辨疑以授予。其心蓋欲使世之醫者，釋然無疑耳。繼又授予以仲景家藏傷寒奧論及叔和脈賦各一編，予讀之手不釋卷者三日。是書誠足以發傷寒之秘奧，爲萬世脈經之要旨。醫者苟得是書，而留意焉，則治病之際，有所主而不惑，受病之人，有所恃而不恐，俾天下之人同躋壽域，仲景之心，視孫思邈、華佗，不啻過矣，予不敢秘，敬鋟諸梓，以廣其傳，因信筆而爲之序。淳熙三年冬十月，襄陵許補之書。是序附刊于傷寒類證便覽。

李氏子建傷寒十勸

一卷

存

跋曰：予每念父祖俱死於傷寒，乃取仲景所著，深繹熟玩，八年之後，始大通悟陰陽經絡、病證藥性，俱了然於胸中。緣此年江淮之民冒寒避寇，得此疾者頗衆，遂依仲景法，隨證而施之藥，所活不啻數百人，仍知傷寒本無惡證，皆是妄投藥劑所致，因追悼父祖之命，皆爲庸醫所殺，而又歎人無間於貧富貴賤、於此不能自曉、則輕付一命於庸工之手也、今輒摭其流俗多誤、有害於命者、略闡其說、目曰傷寒十勸、其言不欲成文、冀人易曉、而以爲深戒云、

陳自明曰、今有李子立作傷寒十勸、雖未能盡聖人之萬一、其中多有可取、亦不出活人之書、管見良方

經驗良方曰、傷寒與他證不同、投藥一差、生死立判、李子建傷寒十勸、不可不知、人家有病、招醫未至、或無醫者、若如此十勸、則不致有誤、所益非輕、

按張會卿景岳全書、論十勸之害、其言有理、可以參研焉、

程氏迥醫經正本書

書録解題一卷

佚

陳振孫曰、知進賢縣沙隨程迥可久撰、專論傷寒、無傳染、以救薄俗骨肉相棄絶之蔽、

平氏堯卿傷寒證類要略

宋志二卷

未見

汪琥曰、此書二卷、不過就仲景六經證略取其要、而類集者也、別無發明、

傷寒玉鑑新書

宋志一卷書錄解題作二卷

佚

陳振孫曰：傷寒證類要略二卷、玉鑑新書二卷，汴人平堯卿撰，專爲傷寒而作，皆仲景之舊也，亦別未有發明。

屠氏鵬四時治要

讀書後志一卷

佚

趙希弁曰：右永嘉屠鵬字時舉所著，戴文端公溪爲之序。

陳振孫曰：專爲時疾霍亂吐瀉傷寒之類，雜病不與。

陳氏孔碩傷寒瀉痢方

書録解題一卷

佚

陳振孫曰：直龍圖閣長樂陳孔碩膚仲撰。

吳氏敏脩傷寒辯疑論

佚

許衡序曰：先朝國醫吳敏脩著傷寒辨疑論，寔得仲景傷寒之要。先生循于璋辭後，獨有其書，頃嘗幸得而詳讀之，槩見先生醫學之妙。嘗謂醫方有仲景，猶儒書有六經也。必有見於此，然後可與議醫。然其文古，其義隱，學者讀之，茫然不可涯涘。今是書辨析疑似，類括藥證，至發先賢之未發，悟後人之未悟，雖愚之不敏，一讀且有開益，彼專門業醫者，得是說而推之，所謂茫乎不可涯涘者，當了然矣，目曰辨疑，夫豈徒云，已未冬十月戊戌，河內許衡序。

劉氏開傷寒直格

國史經籍志五卷。

佚

成氏無已傷寒論

宋志一卷

佚

按成氏註解傷寒論及明理論之外，未聞别有所撰述，意是當指明理論第四卷論方者，張孝忠跋稱論方一卷，豈據以致誤者歟，然則論下當脱一方字，

李氏慶嗣傷寒纂類

續文獻通考四卷

佚

傷寒類，金史本傳，作傷寒論，

續文獻通考三卷

佚

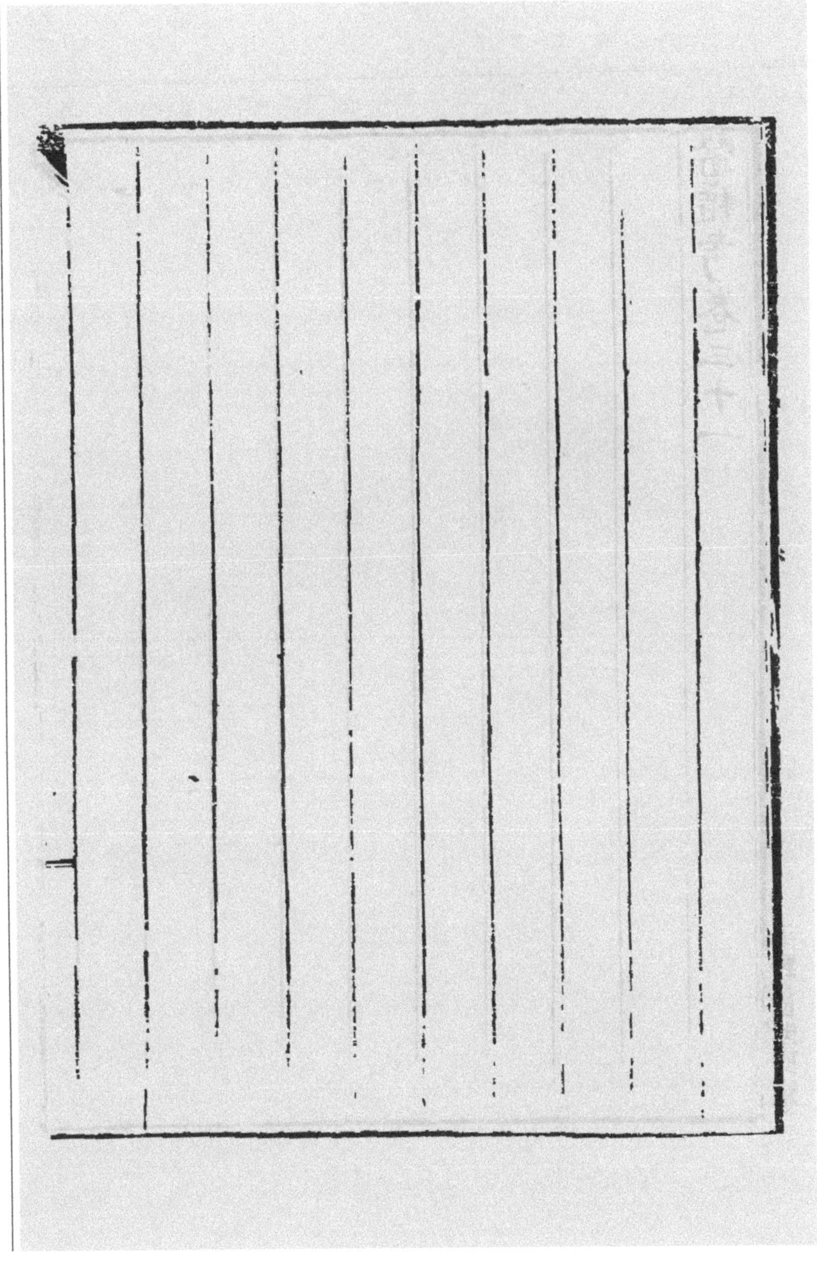

醫籍考卷三十一

平野良佐抄寫